T0216557

Beruf und Familie bei Medizinerinnen und Medizinern

Frauen . Männer . Geschlechterverhältnisse
Schriftenreihe des
Zentrums für interdisziplinäre Frauenforschung
der Christian-Albrechts-Universität zu Kiel

herausgegeben von
Gudula Linck und Ursula Pasero

Band 2

Redaktion: Anja Gottburgsen

Josephine Mesletzky

unter Mitwirkung von
Susanne Oelkers

Beruf und Familie bei
Medizinerinnen und Medizinern

Centaurus Verlag & Media UG 1996

Die Deutsche Bibliothek – CIP-Einheitsaufnahme

Mesletzky, Josephine:
Beruf und Familie bei Medizinerinnen und Medizinern /
Josephine Mesletzky. Unter Mitw. von Susanne Oelkers. –
Pfaffenweiler : Centaurus-Verl.-Ges., 1996
    (Frauen, Männer, Geschlechterverhältnisse ; Bd. 2)
    ISBN 978-3-8255-0017-7   ISBN 978-3-86226-299-1 (eBook)
    DOI 10.1007/978-3-86226-299-1
NE: GT

ISSN 0948-4434

© *CENTAURUS-Verlagsgesellschaft mit beschränkter Haftung, Pfaffenweiler 1996*

Satz: Susanne Oelkers

Vorwort

Frauenforschung stellt in wachsendem Maße auf Geschlechterforschung um, – und dies aus gutem Grund. Was in vorhergehenden Generationen als Frauenfrage galt, kann inzwischen wohl auch als Männerfrage interpretiert werden: Mit faktischer Einlösung von Chancengleichheit für Frauen gehen zukünftig Nachteile für Männer einher, die bislang noch in den Spitzenpositionen der Gesellschaft unter sich geblieben sind. Historisch entsteht damit ein neues soziales Feld der Beobachtung: Frauen machen Männern Konkurrenz. "Teilen, Jungs" lautete ein unmißverständliches Motto zum diesjährigen internationalen Frauentag. Teilen meint nicht nur das Teilen beruflicher Positionen, sondern auch das Teilen unbezahlter Arbeit im Alltag des privaten Lebens: Haushalt, Kinderbetreuung, Pflege der Kranken und Alten.

In Abgrenzung zur herkömmlichen Auffassung von wie selbstverständlich geltenden Geschlechtsrollen zwischen Frauen und Männern wird in der hier vertretenen Geschlechterforschung eine entgegengesetzte Sicht favorisiert. Statt Differenzen zwischen den Geschlechtern implizit vorauszusetzen, geht es darum zu beobachten, wie in unterschiedlichen sozialen Prozessen die Unterscheidung zwischen Frauen und Männern virulent wird. Und die Aktualisierung der Geschlechterdifferenz wirkt – ob plausibel oder nicht – immer noch umstandslos benachteiligend für Frauen. Die empirischen Befunde belegen zwar nicht mehr, daß Männer allemal eingeschlossen und Frauen allemal ausgeschlossen sind. Vielmehr geht es um subtile Formen der sozialen Engführung attraktiver beruflicher Bereiche, zum Beispiel um Positionen mit hohem Ansehen und hohem Einkommen. Es handelt sich also um ein klassisches sozialwissenschaftliches Thema – Geschlechterforschung als Ungleichheitsforschung. Der Sachverhalt ist evident: Frauen sind inzwischen in den Systemen der höheren Allgemeinbildung in der Mehrzahl, zunehmend mehr Frauen studieren, sie investieren in ihre soziale Zukunft durch lange Allgemeinbildung, Studium und berufliche Spezialisierung, doch in den Spitzenpositionen und Spitzenfächern kommen Frauen nur in Ausnahmefällen an. Trotz zahlloser Gleichstellungsprogramme verharrt die Quote für Männer in Führungspositionen bei weit über 90%. Da, wo Frauen in Bildung, Studium und berufliche Qualifikation investiert haben, stellt sich für sie angesichts dieser Tatsachen die hartnäckige Frage nach einem "return on investment".

Um nicht trivialen Ausschlußformeln aufzusitzen, müssen neue Basisdaten her. Eine empirisch ansetzende Geschlechterforschung, die in ihre

Beobachtungssystematik beide Geschlechter einbaut, hat den Vorteil, an Ort und Stelle zu vergleichen und es nicht bei Mutmaßungen über den männlich/ menschlichen Rest zu belassen. Feststellbar ist ein Mangel an solchen empirischen Studien. Trotz des meist sperrigen Werkstatt-Charakters empirischer Forschung erweist sich die auf beide Geschlechter erweiterte Perspektive als hoch voraussetzungsvoll: Gleichheit oder Differenz zwischen den Geschlechtern wird hier nicht als Qualität angesehen, die an den Personen selber abgelesen werden könnte. Die Betonung oder Vernachlässigung von Geschlecht geschieht innerhalb kohärenter kultureller Deutungsmuster, die es nachzuweisen gilt.

In der hier vorgelegten Bestandsaufnahme wird die beruflich/qualifikatorische und ebenso auch die familiale Situation von Medizinerinnen und Medizinern abgefragt. Dabei werden allen – sowohl Frauen wie Männern – ohne Ausnahme die gleichen Fragen gestellt: Es gilt, Unterschiede ebenso wie Gemeinsamkeiten in Hinblick auf geschlechterspezifische Barrieren und Karriereknicks in verschiedenen Phasen der beruflichen Qualifikation auszumachen. Daß Ungleichheitsforschung ihren Schwerpunkt auf nachteilige Wirkungen legt, liegt auf der Hand. Diese haben sich jedoch gewandelt. Es geht nicht mehr um den Ausschluß von Frauen, sondern um ihren asymmetrischen Einschluß: Frauen haben eher befristete Verträge als Männer, sie publizieren weniger oder weniger prestigeträchtig, weniger Frauen habilitieren und benötigen deutlich länger. Ihre privaten Lebenswelten differerieren erheblich. Während eine deutliche Anzahl von Medizinern (mehr als ein Drittel) in traditionelle Familienformen mit (auffallend mehr) Kindern eingebettet sind und eine private Lebensform favorisieren, die sie von Hausarbeit und Kinderbetreuung weitgehend freistellt, sind Medizinerinnen eher kinderlos und in partnerschaftlichen, bildungshomogenen Arrangements zu finden oder leben allein. Für Medizinerinnen kommen also Hausarbeit und Kinderbetreuung in der Regel zur Berufstätigkeit hinzu. Interessant ist der Befund, daß der eher unwahrscheinliche Fall gleichwertiger partnerschaftlicher Arbeitsteilung im Haushalt insbesondere von den Medizinern behauptet wird. Wir vermuten hier eine deutliche Differenz zwischen normativen Einstellungen (partnerschaftliche Teilung erwünscht) und tatsächlichem Verhalten, – mit anderen Worten: schon geringfügige männliche Teilnahme an Hausarbeit und Spielen mit Kindern erzeugt die wechselseitige Wahrnehmung, partnerschaftlich geteilt zu haben.

Es ist kein unerwartetes Resultat, daß diejenigen, die Hausarbeit und Kinderbetreuung in den guten familialen Händen ihrer Partnerin wissen, keine beruflichen Nachteile sehen, während Medizinerinnen mit Kindern zu mehr als zwei Drittel berufliche Nachteile und Elternschaft miteinander verbinden. Auf traditionelle Lebensformen mit strikter Arbeitsteilung in Beruf und Familie ist noch immer Verlaß, weil die berufliche Expansion nicht an familialen Verpflichtungen gebrochen wird. Mediziner können sich weitgehend auf eine fürsorgliche Umgebung verlassen, Medizinerinnen müssen diese fürsorgliche Umgebung zumeist selber herstellen und oder gegen Bezahlung herstellen lassen.

Die hier vorgelegten Befunde bilden den Anfang für ein Forschungsvorhaben im Bereich der Professionalisierung von Frauen und Männern im Spannungsverhältnis von Beruf und Familie. Wir stellen die Resultate einer Befragung von Medizinerinnen und Medizinern an den Medizinischen Fakultäten der Universitäten Kiel und Lübeck als Band 2 der Schriftenreihe *Frauen . Männer . Geschlechterverhältnisse* vor, um weitergehende Anschlüsse hier und anderen Orts zu ermöglichen und offen gebliebene Fragen zu thematisieren.

Ursula Pasero

Vorbemerkung

Dieses Buch beruht auf einer Befragung von wissenschaftlichen Beschäftigten an den Universitätskliniken in Kiel und Lübeck. Unser Dank gilt daher vor allem den Befragten, die in überraschend großer Zahl geantwortet haben, sowie den Personen und Institutionen, die das Vorhaben überhaupt erst ermöglicht haben:[1] dem Frauenausschuß der Medizinischen Fakultät der Universität Kiel, den damaligen Dekanen der Medizinischen Fakultäten der Universität Kiel und der Medizinischen Universität Lübeck, Prof. Dr. Dieter Harms und Prof. Dr. Peter Schmucker,[2] und – für die finanzielle Unterstützung – der Ministerin für Wissenschaft, Forschung und Kultur des Landes Schleswig-Holstein[3] und der Ärztekammer Schleswig-Holstein.

Herzlicher Dank gilt weiterhin den Beschäftigten des Statistischen Landesamtes und Dr. Hannelore Haberland vom Personaldezernat der CAU, die uns statistisches Material zur Verfügung gestellt haben, sowie Dr. Elke Geenen vom Institut für Soziologie der CAU für die Zeit, die sie sich genommen hat, ihre Anregungen und ihre konstruktive Kritik.

Darüber hinaus danken wir Ute Weiland für ihre Hilfe bei der Zusammenstellung statistischer Daten, Anita Boje, Birgitta Kuhn, Hanno Petras, Annette Rudolph und Michael Schack für ihre Mitwirkung bei der Dateneingabe sowie Kathrin Boÿens, Brigitte Buttmann, Anja Gottburgsen und Sonja Rehm für ihre Hilfe bei den Literaturrecherchen.

Anja Gottburgsen danken wir darüber hinaus für einen ersten Vorschlag zur Konzeption dieses Textes; als Lektorin des ZiF hat sie zu seiner Publikation sehr viel beigetragen.

Unser besonderer Dank gilt Dr. Ursula Pasero, ohne deren Ermutigung diese Arbeit nicht veröffentlicht worden wäre.

Josephine Mesletzky
Susanne Oelkers

---

1 Die Befragung wurde 1992 von der damaligen Frauenbeauftragten des Klinikums, Prof. Dr. Brigitte Lohff und dem Frauenausschuß angeregt und vom Konvent der Medizischen Fakultät einstimmig befürwortet Das Vorhaben wurde schließlich am Zentrum für interdisziplinäre Frauenforschung der CAU unter Leitung von Dr. Ursula Pasero durchgeführt.

2 Prof. Dr. Schmucker danken wir zudem für seine Bereitschaft zu einem Experteninterview.

3 Gedankt sei hier insbesondere Ingrid Malecki.

Inhalt

0. Einleitung

Die vorliegende Untersuchung beschäftigt sich mit der beruflichen und familialen Lage von Medizinerinnen und Medizinern und bietet damit eine Momentaufnahme der Situation der Geschlechter in der Medizin. Die Fragestellung der Studie ergibt sich aus der Tatsache, daß nach wie vor keine Symmetrie in der Geschlechterrelation feststellbar ist. Ziel der Arbeit ist daher, Gemeinsamkeiten und Unterschiede in den Lebenslagen der Geschlechter aufzufinden und aufzuzeigen und möglichst vielfältig die Situation von Medizinerinnen und Medizinern im Vergleich zu erfassen. Dabei sollen Karrierehemmnisse wie karrierefördernde Bedingungen für die Geschlechter identifiziert werden.

Für eine Untersuchung karrierefördernder und -hemmender Faktoren sind Universitätskliniken besonders aufschlußreich, da sie die Zweige der medizinischen Profession – ärztliche und wissenschaftliche Tätigkeit – miteinander verknüpfen und zugleich als Ausbildungsstätte für beide Arbeitsbereiche dienen. Hier werden die Weichen für die zukünftige zahlenmäßige Relation der Geschlechter in der Medizin gestellt.

Mit der vorliegenden Arbeit wird ein Datensatz vorgelegt, der auf der Grundlage einer Befragung unter allen in der Humanmedizin der Universitätskliniken Kiel und Lübeck beschäftigten Wissenschaftlerinnen und Wissenschaftlern erhoben wurde. Er vermittelt Informationen zu den Lebensbereichen 'Beruf', 'Partnerschaft' und 'Kinder', wie sie den Personalstatistiken der Universitäten oder offiziellen Statistiken wie dem Statistischen Jahrbuch nicht entnommen werden können. Der – in erster Linie deskriptive – Anspruch dieser Arbeit ist damit skizziert. Erwartungen hinsichtlich einer detaillierten theoretischen Explikation verschiedener Ansätze der Frauen- und Geschlechterforschung müssen demgemäß enttäuscht werden. Der Zielsetzung entsprechend sind die Befunde nicht umfassend in den jeweiligen Forschungsstand eingebunden. Statt dessen werden punktuell Hinweise auf weiterführende Literatur, vergleichbare und abweichende empirische Befunde sowie relevante theoretische Erklärungsansätze gegeben.

Ausgangspunkt für die Untersuchung von Beruf und Familie gleichermaßen ist die m.E. enge Verknüpfung beider Lebensbereiche. Aus dieser Verzahnung resultieren jedoch für Frauen und Männer unterschiedlichen Konsequenzen. Obwohl der berufliche Werdegang von Medizinerinnen und Medizinern in einander entsprechenden Ausgangslagen beginnt, werden mit

dem Verweis auf die jeweils unterschiedliche Bedeutung des familialen
Bereichs geschlechtsbezogene Ungleichheiten in der Berufssphäre gerechtfer-
tigt. Auch wenn geschlechtsspezifische Benachteiligungen heute nicht mehr
legitimierbar sind, rechtfertigt der Hinweis auf die Doppelorientierung von
Frauen jedoch noch immer berufliche Ungleichbehandlungen von Frauen und
Männern. – Hierbei wird gleichwohl ausgeblendet, daß derselbe Zusammenhang von Beruf und Familie auch für Männer besteht, wenn auch mit anderen
Implikationen. Männer können im privaten Bereich in weitaus stärkerem
Maße mit Unterstützung und Entlastung rechnen, während für Frauen dieser
eher ein zusätzliches Arbeitsfeld darstellt. Die größere außerberufliche
Belastung wiederum kann als Legitimationsgrundlage für geringere Chancen
im Erwerbssystem herangezogen werden. Ungleichheiten zwischen Frauen
und Männern resultieren folglich auch aus der Wechselwirkung der beiden
Sphären, die für Frauen und Männer jeweils Unterschiedliches bedeuten.

Um die vielschichtigen Wechselbeziehungen erfassen zu können, sind zu
beiden Bereichen verschiedene Themenkomplexe abgefragt worden, die auch
die Gliederung des vorliegenden Textes bestimmen. Das erste Kapitel skizziert die Zielsetzung dieser Arbeit. Hierbei wird die veränderte Ausgangslage
junger Frauen dargelegt, die im privaten Bereich auf männliche Beharrungstendenzen und im Erwerbsbereich auf fortwährende Ungleichheit treffen. –
Die Mechanismen der Benachteiligung von Frauen haben jedoch veränderte,
subtilere Formen angenommen. Auf der Grundlage der dazu vorgestellten
empirischen Befunde werden abschließend Thesen abgeleitet und das Erhe-
bungsinstrument gebildet.

Im zweiten Kapitel wird die berufliche Situation geschlechterverglei-
chend daraufhin untersucht, in welchen Bereichen sich differierende Bedingungen ergeben und wo Angleichungen stattgefunden haben. Im einzelnen
wurden Fragen zu den wissenschaftlichen Qualifikationsstufen Promotion
und Habilitation gestellt und Bedingungen von Promotion und Forschungstätigkeit genauer beleuchtet. Darüber hinaus beantworteten die Medizinerinnen
und Mediziner der Untersuchungspopulation Fragen zu ihrem ärztlichen
Werdegang, den Qualifikationsabschnitten 'Ärztin bzw. Arzt im Praktikum'
und 'ärztliche Spezialisierung', der Weiterbildung zur Gebietsanerkennung.
Weitere Fragen betrafen Merkmale des aktuellen Beschäftigungsverhältnisses. Diese wurden anhand von Position, Befristung von Arbeitsverträgen,
Dauer der Befristung, arbeitszeitlichem Umfang, Arbeitszeitwünschen und

Bedingungen von Forschungsaktivitäten erhoben. Zudem wurden die Befragten gebeten, Bedeutung und Folgen des Gesundheitsstrukturgesetzes (GSG) 1993 für ihre eigene berufliche Zukunft einzuschätzen.

Mit Hilfe eines zweiten zentralen Fragenkomplexes, der Gegenstand des dritten Kapitels ist, wird die familiale Situation der Befragten analysiert und zu ihrer beruflichen Situation in Beziehung gesetzt. Hierzu wurden den Medizinerinnen und Medizinern Fragen nach ihrem Familienstand, soziodemographischen Merkmalen der Partnerin bzw. des Partners, beruflicher Unterstützung in der Partnerschaft, Haushaltstätigkeiten und Mobilitätsbereitschaft gestellt. Anschließend wurden Daten zu Berufsunterbrechungen und zur Einschätzung der daraus resultierenden beruflichen Konsequenzen erhoben. Der letzte Themenkomplex enthält Fragen zu Kindern und zur Organisation von Kinderbetreuung in verschiedenen Altersstufen. Insbesondere diese letztgenannten Fragen betreffen ganz unvermittelt den beruflichen Werdegang, allerdings in geschlechtsspezifisch sehr unterschiedlicher Form.

Das vierte Kapitel gibt einen zusammenfassenden Überblick über die wichtigsten empirischen Ergebnisse der vorliegenden Untersuchung und verknüpft diese mit den Ausgangsannahmen. Obwohl sich hinsichtlich der Bedingungen für die zentralen Elemente der hier relevanten Berufsverläufe im Wissenschaftssystem, Qualifikation und Forschung, keine wesentlichen Unterschiede ergeben, wird gezeigt, daß Medizinerinnen in geringerem Maße Forschungstätigkeiten nachgehen und Mediziner schneller und in stärkerem Maße Qualifikationen erwerben. Dieser Tatbestand wird in Zusammenhang mit Diskrepanzen bei den Beschäftigungsverhältnissen von Frauen und Männern gesehen: Männer besetzen in höherem Maße als Frauen unbefristete und länger befristete Stellen. Neben der offensichtlichen Benachteiligung von Frauen drückt sich hierin implizit ein geringeres Maß an sozialer Anerkennung für Frauen aus. In der geschlechtsdifferenten Stellenvergabe wird somit ein wesentlicher Bestimmungsgrund für die stagnierenden Berufsverläufe von Frauen und die fortschreitenden Karrieren von Männern gesehen.

Für den familialen Bereich wird gezeigt, daß sich – trotz gleicher beruflicher Ausgangslage – die Position von Medizinerinnen und Medizinern in ihren Partnerschaften unterscheidet. Verantwortlich dafür ist eine in beiden Fällen asymmetrische Struktur der Paarbeziehungen: Obwohl die Partnerschaften der Mediziner deutlicher traditionellen Geschlechtsrollenstereotypen entsprechen, sind selbst die eher homogen ausgerichteten Partnerschaften der

Medizinerinnen noch durch Merkmale gekennzeichnet, die männliche Dominanz und geschlechtsspezifische Arbeitsteilung begünstigen. Wenn die Befragten in einer Partnerschaft leben, können sich daraus für die befragten
Frauen und Männer unterschiedliche Folgen für ihren beruflichen Werdegang
ergeben, sind berufliche Hemmnisse bzw. Erleichterungen erwartbar.

Im Hinblick auf die vorgelegten Ergebnisse wird abschließend dargestellt,
daß dem familialen Bereich nicht nur aufgrund von geschlechtsdifferent auf-
tretenden Be- und Entlastungen eine bedeutsame Rolle für Berufskarrieren
zukommt. In seiner Bedeutung als stereotyp vorgetragener Begründungs-
zusammenhang für die Marginalität und Unterrepräsentanz von Frauen im
Berufssystem ist er darüber hinaus folgenreich. So ergeben sich Hinweise
dafür, daß die asymmetrischen Geschlechterverhältnisse in der beruflichen
und in der familialen Sphäre gegenseitig zu ihrer Aufrechterhaltung beitra-
gen. Sie wirken sozusagen als Stabilisatoren für die Ungleichheit in beiden
Bereichen.

1. Ausgangspunkt der Untersuchung

Betrachtet man das Erwerbssystem in seiner Gesamtheit, so wird zunächst deutlich, daß ihm geschlechtsbezogene Differenzen inhärent sind. Bei der Verteilung von Frauen und Männern auf die verschiedenen Berufe sind bereits unterschiedliche Karriereverläufe angelegt: Ungleichheiten, etwa in bezug auf Einkommen und Prestige, sind insbesondere auf die Art der beruflichen Tätigkeit von Frauen und Männern zurückzuführen. Hervorstechendes Merkmal ist noch immer, daß Männer in höheren Positionen von Frauen in zuarbeitenden Berufen umgeben sind. Erving Goffman (1994) hat diese Zuordnung als Teil umfassender Geschlechterarrangements anschaulich geschildert. Die Vorteile solcher Arrangements, in denen das Geschlecht als Ordnungsmuster fungiert, sieht Goffman in der "enormen Vereinfachung sozialer Organisation" (Goffman 1994:115), die allerdings nicht gleichwertig, also keinesfalls symmetrisch, verläuft: Männern wird stets der höhere und Frauen stets der niedrigere Rang zugewiesen.[1]

Den Zusammenhang von Geschlecht und Hierarchie, den Goffman in der Analyse des Geschlechterarrangements lediglich als Asymmetrie bezeichnet, hat Angelika Wetterer (1984) am Beispiel der Medizin untersucht. Sie zeigt, wie sich das Geschlechterverhältnis im Zuge der Professionalisierung der Ärzteschaft gewandelt hat. Die Professionalisierung der Medizin läßt sich als Prozeß rekonstruieren, in dessen Verlauf eine Vielzahl von Heilenden (z.B. Bader und Wundärzte, Hebammen, 'weise Frauen') von der selbständigen Diagnose und Heilung von Krankheiten ausgeschlossen wurden – zugunsten der studierten Medici. Diese Mediziner monopolisierten nun Diagnose und Heilung, während Frauen auf Tätigkeiten verwiesen wurden, die im Heilungsprozeß subordiniert sind (wie z.B. Krankenschwestern).[2]

Medizin als Profession zu untersuchen bedeutet somit, eine Abgrenzung zu anderen heilenden Tätigkeiten und Pflegeberufen zu vollziehen. Professionen werden von Berufen nicht nur graduell durch Qualifikationsanforderungen, höheres Prestige und Einkommen unterschieden, sondern vornehmlich durch die Ausbildung einer spezifischen Ethik sowie durch die Organisation in Verbänden, die die stärker ausgeprägten Normen professionellen Handelns kontrollieren und Zugangschancen regulieren. In der historischen Perspektive

---

1 Vgl. Goffman (1994:115).
2 Vgl. Wetterer (1993) und für grundlegende Ausführungen Huerkamp (1980).

ging Professionalisierung von Tätigkeiten zunächst mit dem Ausschluß von
Frauen einher.[3] Insofern ist es besonders aufschlußreich, die Geschlechter in
der Medizin – und damit Männer und Frauen innerhalb einer Profession – zu
untersuchen, weil hier ein relativ junges Phänomen vorliegt: Bis in die erste
Hälfte des 20. Jahrhunderts hinein wurden Frauen aus dieser Profession, wie
auch aus anderen gesellschaftlichen Sphären, anhand formal abgesicherter
Restriktionen ausgeschlossen: Für die Medizin ist dazu insbesondere die Ver-
weigerung der Approbation an Frauen zu nennen, die in Deutschland bis
1899 wirksam war.[4] Zum medizinischen Staatsexamen wurden Frauen bis zur
Jahrhundertwende nicht zugelassen, und das Recht auf Immatrikulation in
allen Ländern des Deutschen Reiches erhielten sie erst im Jahre 1909. Die
Möglichkeit, Frauen unter bestimmten Gründen von Vorlesungen auszu-
schließen, bestand gleichwohl bis in das Jahr 1918 weiter. Bis 1905 konnte
keine Frau an einer deutschen medizinischen Fakultät promovieren, und nicht
vor 1920 erhielten Frauen das allgemeine Recht zur Habilitation.[5] Erst in der
Weimarer Republik wurde Frauen der gleichberechtigte Zugang zu den
Hochschulen ermöglicht. Ihr Anteil unter den Medizinstudierenden stieg in
dieser Zeit teilweise sogar bis auf 20% an.[6] Zwischen 1933 bis 1935 wurde
der Frauenanteil allerdings wieder auf 10% eingegrenzt.[7] Im Beschäftigungssystem wurden Ärztinnen bereits vor 1933 zunehmend als Konkurrenz
betrachtet und bei Bewerbungen häufig übergangen. Im Rahmen der Notver-
ordnungen von 1932 zur Bekämpfung des 'Doppelverdienertums'[8] waren
neben anderen Beschäftigten schließlich auch verheiratete Ärztinnen von der
Entlassung aus öffentlichen Stellen betroffen. Darüber hinaus wurde ihnen ab
1934 die kassenärztliche Zulassung entzogen.[9]
       Inzwischen existieren keine rechtlich fixierten Restriktionen mehr, der
Zugang zum Medizinstudium und zur ärztlichen Berufsausübung steht beiden
Geschlechtern gleichermaßen offen. Auch Zweifel an der Eignung oder

---

3   Bollinger und Hohl (1981) sehen dementsprechend einen Zusammenhang zwischen Deprofes-
    sionalisierungstendenzen in der Ärzteschaft und dem steigenden Frauenanteil in der Medizin,
    vgl. Bollinger/Hohl (1981:459).
4   Vgl. Ziegler (1993:15).
5   Vgl. Buchard (1994:12ff).
6   Vgl. Ziegler (1993:141).
7   Vgl. Bleker (1994:127).
8   Vgl. Bleker (1994:126).
9   Vgl. Ziegler (1993:107).

Qualifikation von Frauen, können heute nicht mehr geäußert werden, wie es noch vor wenigen Jahren möglich war[10]. Mittlerweile besteht darüber hinaus, zumindest auf normativer Ebene, ein gesellschaftlicher Konsens über den Anspruch auf Chancengleichheit für beide Geschlechter. Dennoch – anhand des Kriteriums Geschlecht, das nach wie vor als Ordnungsmuster fungiert, werden Frauen und Männern soziale Positionen zugewiesen. Diese sind, wenigstens zum Teil, verschieden, nicht nur im Sinne von andersartig, sondern mit unterschiedlichen Vor- und Nachteilen in den Lebensbedingungen verbunden. Angesprochen ist damit soziale Ungleichheit, die die Besser- bzw. Schlechterstellung von Personen beschreibt. Diese ergibt sich aus ihren sozialen Positionen und ist noch immer kennzeichnend für das Verhältnis von Frauen und Männern: Sie zeigt sich zum einen im Erwerbssystem an der Unterrepräsentanz von Frauen in hohen Positionen – diese werden überwiegend von Männern besetzt. Zum anderen zeigt sie sich daran, daß Männer die zentralen Bereiche eines Berufsfelds dominieren, während Frauen eher auf randständige Bereiche verwiesen sind. Dieser Tatbestand wird auch als berufliche Marginalität von Frauen bezeichnet. Soziale Ungleichheit kennzeichnet aber auch den familialen Bereich: Obwohl die traditionelle geschlechtsspezifische Arbeitsteilung, die Frauen die Familien- und Männern die Berufsarbeit zuordnet, ihre Grundlage verloren hat, zeichnet sich im faktischen Verhalten der Geschlechter noch keine maßgebliche Veränderung ab – bleibt die Verantwortlichkeit für die private Sphäre Frauen zugewiesen.

Bleibt also nur festzustellen, daß das der Geschlechterverhältnis vollkommen unverändert ist? Insgesamt muß diese Frage wohl verneint werden. So haben sich insbesondere Veränderungen vollzogen, was die Lebensplanung junger Frauen, ihre Orientierungen, ihr Wissen und ihr Verhalten betrifft. Ihre Lebenslagen unterscheiden sich eindeutig von denen der Mütter- und vor allem von denen der Großmüttergeneration. Frauen haben heute weder Qualifikationsdefizite, noch sind sie einseitig auf Familie und Kinder hin orientiert. Statt dessen zeichnen sich gerade junge Frauen durch ein hohes Qualifikationsniveau aus und durch eine ausgeprägte Orientierung sowohl auf Beruf als auch auf Familie – durch den Wunsch und die Erwartung also, beide Bereiche in ihrem Lebensverlauf miteinander zu vereinen.[11]

---

10 Vgl. Anger (1960).

11 Bereits Anfang der 80er Jahre konnten Seidenspinner/Burger (1982) dies in einer Studie über Mädchen zeigen. Vgl. aber auch Geissler/Oechsle (o.J.).

Die Entscheidung zwischen Familie und Beruf oder Vereinbarung beider Bereiche war bisher für den männlichen Lebenslauf von keinerlei Relevanz. Weder haben Männer mit geschlechtsspezifischen beruflichen Hindernissen zu rechnen, noch stellt sich für sie die Frage nach Beruf und Familie als ein Problem der Vereinbarkeit. "Die einsinnige Doppelorientierung der Männer ist nur möglich, weil sie vorrangig über den Beruf in die Gesellschaft integriert sind, die Familie in der Regel kein zweiter Arbeitsplatz für sie ist." (Becker-Schmidt 1995:12) Nicht hinreichend geklärt ist indes, inwiefern diese Aussage auch noch heute uneingeschränkt aufrecht erhalten werden kann.

Die Einschätzung dieser Veränderungen ist standpunktabhängig: Im Sinne der Aufhebung sozialer Ungleichheit zwischen den Geschlechtern kann dieser Prozeß positiv, als fortschreitend, oder negativ, als stagnierend, gewertet werden. Die Bedeutung des Geschlechts als Strukturkategorie, als Platzanweiser oder Ordnungsmuster in der Gesellschaft hat sich jedoch keineswegs verringert:

> Sicherlich lassen sich heute kaum noch soziale Sphären finden, die reine Frauenwelten oder reine Männerdomänen sind, aber es gibt immer noch übergenug soziale Räume, die – sichtbar oder unsichtbar – mit dem Etikett 'eher für Frauen geeignet'/ 'eigentlich Männern vorbehalten' ausgestattet sind. Dabei stehen Praxisfelder, die als weiblich gelten, zu solchen, die mit Männlichkeit assoziiert werden, nicht in einem Verhältnis der Komplementarität. Die Tätigkeiten und Verantwortlichkeiten, die Angehörigen der männlichen Genus-Gruppe zugeordnet sind, werden gesellschaftlich höher bewertet als die der Frauen. Das gilt auch da, wo wir sowohl Frauen als auch Männer treffen – in Betrieben, Büros, Universitäten, Parteien, Verbänden: Segmentationslinien, Marginalisierungen und Strategien der Ausgrenzung markieren Hierarchien, die Angehörige des weiblichen Geschlechts diskriminieren. (Becker-Schmidt 1995:9)

Ein Blick auf einschlägige Statistiken zeigt, daß dies auch für die Medizin gilt. Sie wird bis heute noch deutlich von Männern dominiert, obwohl Ärztinnen etwa ein Drittel der berufsausübenden Ärzteschaft stellen. Für das Geschlechterverhältnis kennzeichnend ist darüber hinaus, daß die zahlenmäßige Relation von Ärztinnen und Ärzten in den Fachgebieten und Beschäftigungsbereichen sehr unterschiedlich ist. So finden sich neben ausgesprochenen Männerdomänen wie beispielsweise Chirurgie, Orthopädie und Urologie weniger zentrale Fächer, die als gemischtgeschlechtlich bezeichnet werden können. Frauen stellen hier annähernd die Hälfte der berufstätigen Ärzteschaft wie es etwa in der Anästhesiologie, der Kinder- und Jugendpsychiatrie und dem Öffentlichen Gesundheitswesen der Fall ist. Auch die verschiedenen

Beschäftigungsbereiche sind geschlechtsspezifisch segregiert: D.h. für einige (z.b. nicht-kurative) Tätigkeitsbereiche wie etwa bei Behörden und Verwaltungen ergeben sich vergleichsweise hohe Frauenanteile. Ein weiteres Merkmal des Beschäftigungssystems unter geschlechtsspezifischer Perspektive ist die Tatsache, daß in leitenden Positionen Mediziner deutlich überrepräsentiert sind.[12] In diesem Zusammenhang ist nicht allein auf den geringen Professorinnenanteil hinzuweisen, der bis in die 90er Jahre hinein unter 5% liegt und sich damit noch unterhalb der Habilitationsraten von Medizinerinnen befindet. Darüber hinaus sind Ärztinnen auch als leitendes Personal in Krankenhäusern oder im qualifizierten Mittelbau der Hochschulen und Universitätskliniken unterrepräsentiert. Schließlich sind Ärztinnen unter den arbeitslosen und arbeitsuchenden Personen in weit größerer Zahl vertreten, als ihrem Anteil in der Ärzteschaft entspricht. Ärztinnen sind also einem größeren Risiko, arbeitslos zu werden, ausgesetzt. Während Ärztinnen bei den Bewerbungen über das Arbeitsamt deutlich überrepräsentiert sind, ist ihre Vermittlungswahrscheinlichkeit zugleich weitaus geringer als die ihrer männlichen Kollegen.[13]

Es lassen sich im Hinblick auf die berufliche Lage folglich geschlechtsspezifische Ungleichheiten erkennen, die keineswegs nur für die Medizin Gültigkeit besitzen. Diese Ungleichheiten bedeuten zugleich, daß die auf Chancengleichheit ausgerichtete Aspiration junger Frauen mit Restriktionen kollidiert, während Männern aufgrund einer einseitigen Zuordnung zum beruflichen Bereich sowohl in diesem als auch in der familialen Sphäre Vorteile zukommen. – Ihnen wird auf der einen Seite eine größere berufliche Motivation unterstellt; auf der anderen Seite sind sie von Verantwortlichkeiten für Haushalt, Partnerschaft und Kinderbetreuung freigestellt. In dieser Zuschreibung u.a. beweist sich die Funktion des Geschlechts als Ordnungsmuster: Aus der Geschlechtszugehörigkeit ergeben sich Unterschiede in den Lebenschancen von Frauen und Männern. Für berufliche Werdegänge bedeutet dies beispielsweise,

---

12 Die genannten Daten beziehen auf das Jahr 1990, vgl. Mesletzky (1995).

13 Vgl. die Zusammenstellung geschlechtsbezogener Strukturdaten zu Ausbildung (Studium, Staatsexamina, Promotionen, Approbationen und Gebietsanerkennungen) und Beschäftigungssituation in der westdeutschen Humanmedizin (Berufsausübende Ärztinnen und Ärzte mit und ohne Gebietsbezeichnung, Stellensuche und -vermittlung von Ärztinnen und Ärzten) seit den 50er Jahren in Mesletzky (1995).

... daß Frauen und Männer ihr berufliches Leben mit ähnlichen formalen Qualifikationen beginnen und mit starken Diskrepanzen hinsichtlich Geld, Macht und
Prestige beenden. Eine Quantifizierung kann schlecht vorgenommen werden, da
viele empirische Analysen auf Querschnittsdaten beruhen. Es steht jedoch außer
Frage, daß die Ungleichheit von Männern und Frauen im Verlauf des Erwerbssystems wächst. (Soerensen 1990:314)

Anhand statistischer Daten sind berufliche Barrieren für Frauen zu erkennen, sind zumindest deren Konsequenzen identifizierbar – in Form von Unterrepräsentanz und Marginalität. Beide Faktoren ergeben sich auch für die
Medizin, wie die genannten strukturellen Merkmale zeigten. Soziale Ungleichheit in bezug auf unterschiedliche Karrierechancen von Frauen und
Männern ist in der Medizin somit keineswegs überwunden.

Beharrungstendenzen stehen veränderten Vorstellungen über die Rollen
der Geschlechter auch im Rahmen von Familie und Partnerschaft entgegen:
Im familialen Bereich trifft die zunehmende Ablehnung starrer, geschlechtsspezifischer Aufgabenzuweisung an Frauen auf eine faktische Nicht-Betei-
ligung von Männern. Für Frauen bedeutet dies Doppelbelastung durch Beruf
und Familie. Hieraus ergeben sich wiederum Konsequenzen für die berufliche Sphäre: Bleibt der familiale Aufgabenbereich lediglich Frauen zugeordnet, ist ihre Unterrepräsentanz und Marginalität im Beschäftigungssystem
begründbar – beispielsweise mit Familienorientierung, Doppelbelastung oder
Vereinbarkeitsproblematik. Unabhängig von ihrer tatsächlichen Bedeutung
können soziale Schließungsmechanismen hieran anknüpfen. Angesichts dessen stellt sich die Frage, wie sich die aktuelle Situation an den Klinken
darstellt. Lassen sich hier Selektionsmechanismen ausmachen, die entscheidend für die unterschiedlichen beruflichen Karrieren von Frauen und Männern verantwortlich sind?

In den letzten Jahrzehnten sind eine Reihe von Untersuchungen[14] über
berufliche Werdegänge von Frauen (z.T. auch über die von Männern) in
hochqualifizierten Berufen durchgeführt worden, und auch zur beruflichen
Situation von Medizinerinnen liegen inzwischen einige Studien vor. Diese
Forschungslage hat es ermöglicht, daß sich die vorliegende Arbeit auf

---

14 Vgl. insbesondere Mixa (1995) für Österreich und die Umfrage zur Situation wissenschaft-
licher Mitarbeiterinnen und Mitarbeiter (1993). Historisch ausgerichtet sind Arbeiten von
Frevert (1982), Geyer-Kordesch (1983), (1986a), (1986b), (1992) und Ziegler (1993).
Detaillierte Forschungen zu inneren Barrieren bei Medizinerinnen liegen mit der Arbeit von
Sieverding (1990) vor.

Themenkomplexe konzentrieren kann, die in der Frauenforschung und in der soziologischen Forschung als ausschlaggebende Faktoren für stagnierende Karrieren von Frauen und fortschreitende Berufsverläufe von Männern identifiziert worden sind. Entsprechend konnte ein hypothesentestendes Vorgehen angewendet werden. Dabei wurden Fragen zu Themenkomplexen gebildet, die Befunden ausgewählter Forschungsliteratur und vorbereitenden Gesprächen mit Medizinerinnen und Medizinern zufolge als zentral angesehen werden können. Da im vorliegenden Fall eine Vollerhebung unter allen wissenschaftlichen Mitarbeiterinnen und Mitarbeitern an den schleswig-holsteinischen Universitätskliniken realisiert werden konnte, sind die für den spezifischen medizinischen Bereich als relevant erkannten Faktoren auf einer vergleichsweise breiten Datenbasis überprüfbar geworden. Dies ist insofern bedeutsam, als viele Studien auf offenen bzw. leitfadengestützten oder teilstandardisierten Befragungen beruhen, die besonders geeignet sind, karriererelevante Faktoren zu identifizieren, quantifizierende Aussagen jedoch nicht erlauben. Aus der Entscheidung für ein quantitatives Vorgehen ergab sich die Art der Fragen: Die Datenerhebung erfolgte überwiegend anhand geschlossener, d.h. standardisierter Fragen bzw. Statements, für die Antwortkategorien vorgegeben waren.

Die Grundlage der Fragenkonstruktion bildeten also Ergebnisse und Annahmen der jüngeren Forschung. Ein zentraler Faktor für stagnierende Karriereverläufe wird in der stärkeren Berücksichtigung von Männern in hochqualifizierten Berufen gesehen. Hiermit ist weder die offene Bevorzugung von Männern gemeint – beispielsweise bei Stellenbesetzungen – noch ein offen diskriminierendes Verhalten gegenüber Frauen.[15] Es wird vielmehr auf subtilere Formen der Ungleichbehandlung verwiesen – wie sie etwa bei der Förderung durch einen Mentor wirksam werden.[16] Amerikanische Studien belegen für die Medizin eine in diesem Sinne geringe Förderung von

---

15 Nichtsdestotrotz sind auch diese noch anzutreffen, vgl. etwa Mixa (1995) sowie Marburger Bund (1987).

16 An Stelle der Begriffe 'Förderung' oder 'Unterstützung' finde ich den Begriff des 'Mentoring' besonders passend. Der Fremdwörter-Duden ([5]1990:492, Bedeutung b) erklärt den Begriff 'Mentor' mit "erfahrenerer Ratgeber, Helfer, Anreger" und verweist ebenfalls auf die veraltete Bedeutung "Prinzenerzieher". Gerade sie erscheint mir, auch wenn sie inzwischen nicht mehr Hauptbedeutung ist, die Funktion des 'gate keeper' zwar sehr überspitzt, aber dadurch besonders plastisch im Deutschen auszudrücken. Zur soziologischen Bestimmung von 'gate keeper' vgl. Goffman (1983).

Frauen[17]: So werden Männer beispielsweise bereits in Einstellungsgesprächen stärker ermutigt, ihre Karrierepläne darzustellen und auszuführen.[18] Emilie H. S. Osborn, Virginia Ernster und Joseph B. Martin (1992:62) ermittelten in einer Studie über alle Statusebenen hinweg, daß Frauen seltener als Männer angeben, einen Mentor zu haben. Auch bundesdeutsche Untersuchungen belegen eine geringere Nachwuchsförderung gegenüber Frauen. In der Wirtschaft werden Frauen beispielsweise trotz gleicher Qualifikation und hoher Karriereorientierung in geringerem Maße auf Führungsseminare geschickt als ihre Kollegen.[19] Mangelnde professionelle Förderung ergibt sich auch für Wissenschaftlerinnen, wie beispielsweise Rosemarie Nave-Herz, Corinna Onnen-Isemann und Ursula Oßwald (1991) gezeigt haben.[20]

Elke Geenen (1991) hebt als ein Element erfolgreicher Förderung[21] die Möglichkeit hervor, aus der wissenschaftlichen Isolation herauszutreten und eine Würdigung der wissenschaftlichen Arbeit durch Vorgesetzte zu erfahren. Judith Lorber (1984) betont in einer Studie über Ärztinnen in den USA ebenfalls die Bedeutung von Mentoren als sogenannte "gate keeper" und spricht in diesem Zusammenhang von "sponsoring" und "visibility". Die Begriffe sind m.E. besonders geeignet, einen wesentlichen Bestandteil der Nachwuchsrekrutierung und -förderung im Wissenschaftssystem zu veranschaulichen: Neben dem grundlegenden Faktor der beruflichen Qualifikation beruhen wissenschaftliche Karrieren darauf, daß Personen, die sich bereits in einer exponierten Position befinden, beispielsweise als Doktorvater und/oder Mentor junge Akademikerinnen und Akademiker im sozialen Netzwerk des Wissenschaftssystems plazieren.[22] Daß die Auswahl von Personen, die in dieses System integriert werden, u.a. nach außerqualifikatorischen Kriterien erfolgt, zumal bei einer Vielzahl von qualifizierten AnwärterInnen, hat Judith Lorber (1984) für die US-amerikanische Medizin dargelegt: Ihren Befunden zufolge gründet sich die Auswahl beispielsweise auf soziale Ähnlichkeiten sowie auf die Annahme, daß die auserwählten KandidatInnen geeignet sind, bestehende soziale Standards zu tradieren.

---

17 Vgl. Levey u.a. (1990).
18 Vgl. Marquart u.a. (1990).
19 Vgl. Domsch (1993).
20 Vgl. Geenen (1991:58ff), Schultz (1991).
21 Im Sinne von Mentoring.
22 Vgl. Prahl (1976).

Visibilität, also Sichtbarkeit, ist sowohl notwendig, um die Aufmerksam-
keit eines Mentors zu erregen, als auch dafür, sich einen Platz im Wissenschaftssystem zu erobern. Die Bedeutung der sozialen Netzwerke für den
Wissenschaftsbetrieb im allgemeinen wie für den wissenschaftlichen Nachwuchs im besonderen wird in einer Reihe von Studien bestätigt.[23] Soziale
Netzwerke lenken "Bekanntheitsgrad, Patronage, Weiterempfehlungen, Pu-
blikations- und Vortragsangebote, Erreichbarkeit von Forschungsgeldern ..."
(Brothun 1988:328). Vor allem Tagungen und Kongresse sind als Foren für
den Aufbau und die Partizipation an sozialen Netzwerken geeignet. Geschlechtsspezifische Unterschiede werden im Zusammenhang von Förderung
bzw. Mentoring nicht allein im Hinblick auf die Ernsthaftigkeit von Betreuung und Unterstützung konstatiert, die Frauen seltener erwiesen werden. Vergleichbares läßt sich auch in bezug auf die Möglichkeiten feststellen,
materielle Ressourcen zu erhalten. Gemeint ist hier der Bereich der Arbeitsbedingungen, welcher Materialien, Geräte, Laborplätze und finanzielle
Ausstattung umfaßt.[24] An dieser Stelle kann auf eine Studie von Elke Geenen
(1994) hingewiesen werden, die zeigt, daß Wissenschaftlerinnen häufiger
schlechtere Forschungsbedingungen als ihre männlichen Kollegen erhalten.

An diese Überlegungen anknüpfend wurde für die vorliegende Untersuchung eine Reihe von Fragen entwickelt. Sie betreffen sowohl Elemente
von Förderung und Mentoring als auch Indikatoren zur Herstellung von
Visibilität, zum Aufbau und zur Partizipation an sozialen Netzwerken. Ausgangspunkt dieses Fragenkomplexes ist die Annahme, daß sich bei den
genannten Faktoren geschlechtsspezifische Ungleichheiten ergeben werden,
die Männern bessere und Frauen schlechtere berufliche Chancen ver-
mitteln.[25] Als Indikatoren für die Möglichkeit, an sozialen Netzwerken zu
partizipieren, dienen insbesondere Fragen nach dem Besuch von Tagungen
und Kongressen sowie nach der Einbindung in Forschungszusammenhänge.
Der Besuch berufsqualifizierender Veranstaltungen, die Anzahl und Art von

---

23 Vgl. Atkinson/Delamont (1990).

24 Vgl. Cole/Zuckerman (1987), Geenen (1994).

25 Auch aus den Aussagen der ersten Ärztegeneration, die Fresenborg (1986) befragt hat, ergibt
sich, daß Ärzten wissenschaftliche Tätigkeiten zugewiesen wurden, während Ärztinnen die
Routinetätigkeiten der Stationsarbeit erledigten. Aussagen jüngeren Datums zeigen, daß solche
Zuordnungen nach wie vor anzutreffen sind, vgl. Geenen (1994), Marburger Bund (1987),
Mixa (1995).

Publikationen, die Anzahl der gehaltenen Vorträge sowie eine Promotion im Rahmen eines Forschungsprojekts geben gleichermaßen Hinweise auf die Visibilität im Wissenschaftssystem.

Die Frage, ob und in welcher Weise die Forschungsbefunde der wissenschaftlichen Öffentlichkeit vorgestellt worden sind, zeigt, inwieweit Forschungs- und Promotionsarbeiten zum Einstieg in einen wissenschaftlich ausgerichteten Werdegang genutzt werden konnten. An dieser Stelle wird wiederum maßgeblich auf Elke Geenen bezug genommen, die im Rahmen von qualitativen Interviews mit Wissenschaftlerinnen zu dem Befund gelangt, daß Frauen in der Wissenschaft nicht selten ihre Qualifikationsarbeit "quasi nebenbei" schreiben, so daß diese keinen Ausgangspunkt für eine wissenschaftliche Laufbahn darstellt. Neben Qualifikation sind hierfür weitere Aspekte grundlegend, nämlich Zuschreibung von Kompetenz und soziale Akzeptanz. Angelika Wetterer führt diesen Zusammenhang für die Habilitation aus:

> Sie gilt einerseits als Beweis dafür, daß jemand über die Qualifikation verfügt, die ein Hochschullehrer braucht, um Studenten unterrichten und die Forschung in seinem Fach vorantreiben zu können. Sie ist andererseits aber auch Ausdruck dessen, daß die Fachkollegen, die Elite der Profession gewissermaßen, zur Ansicht gelangt sind, jemand sei geeignet, in den Kreis der Elite aufgenommen zu werden. (Wetterer 1994:104)

Der sozialen Akzeptanz wird also eine entscheidende Bedeutung beigemessen. Dementsprechend interpretiert Angelika Wetterer die niedrigen Habilitationsraten von Frauen dahingehend, daß Wissenschaftlerinnen offenbar seltener diese Form der sozialen Akzeptanz zuteil wird. Auch dieser Aspekt soll in der vorliegenden Studie überprüft werden, indem Medizinerinnen und Mediziner nach ihren Habilitationsvorhaben und -absichten befragt werden.

Ein weiterer Ausgangspunkt dieser Untersuchung besteht darin, daß sich in der spezifischen Verknüpfung von familialem und beruflichem Bereich für Medizinerinnen und Mediziner jeweils unterschiedliche Bedingungen im Hinblick auf den weiteren Berufsverlauf ergeben, obwohl dieser qualifikatorisch auf gleichem Niveau begonnen wurde. Unterschiede resultieren keineswegs allein durch die tatsächlich eintretenden Ereignisse, sondern vor allem durch soziale Normen und Handlungsmuster, Orientierungen und gesellschaftliche Zuschreibungsprozesse. Diesen kann sich das Individuum nicht vollständig entziehen – weil es auf eine soziale Umwelt trifft, für die u.a. auch diese Faktoren konstituierend sind. Differenzen in den beruflichen

Chancen und in der beruflichen Entwicklung von Frauen und Männern sowie die mangelnde Bereitschaft, Frauen gleichermaßen in Nachwuchsrekrutierung und -förderung einzubeziehen, werden in der Regel mit einem Verweis auf deren familiale Interessen begründet.[26] Partnerschaft bzw. Familie erweist sich so als entscheidendes Selektionskriterium, das – unabhängig von faktischen Orientierungen und Aufgaben – ausschließlich Frauen trifft. Ingrid Sommerkorn konstatierte Anfang der 80er Jahre: "Heute ist diese traditionelle Opfergabe der Ehelosigkeit zwar nicht mehr konstitutiv für eine weibliche Wissenschaftlerkarriere, dennoch sind immer noch viermal soviel weibliche Hochschullehrer unverheiratet als männliche." (Sommerkorn 1981:93f)[27]

In der vorliegenden Untersuchung geht es zunächst darum festzustellen, in welcher familialen Lage sich die Befragten befinden. Des weiteren soll untersucht werden, ob und wie stark die Lebenssituationen von Frauen und Männern überhaupt auseinander liegen. Möglicherweise zeigen sich hier inzwischen Veränderungen, d.h. Angleichungstendenzen. Im Anschluß werden soziale Merkmale des Partners bzw. der Partnerin erfragt. Dieser Themenkomplex gründet sich auf die Annahme, daß die berufliche Entwicklung – für beide Geschlechter – maßgeblich vom Partnerschaftsverhältnis beeinflußt ist. Hierfür ergeben sich insbesondere aus der Lebensverlaufsforschung für die vorliegende Befragung entscheidende Hinweise. So wurde z.B. anhand von Ereignisanalysen der Effekt familialer Ereignisse auf den Erwerbsverlauf untersucht – allerdings einseitig nur auf den weiblichen Lebenslauf ausgerichtet. Die Verzahnung beider Sphären, Beruf und Partnerschaft, im Lebenslauf von Paaren wurde jedoch in Arbeiten von Helga Krüger und Claudia Born[28] anhand qualitativer Interviews ausführlich analysiert.

Die wechselseitigen Bezüge von Paaren, die Interdependenz der beiden Lebensläufe, die zugleich in Wechselwirkung mit den Berufsverläufen steht, kann in ihrer gesamten Komplexität in der vorliegenden Studie nicht untersucht werden. Es werden jedoch einige Merkmale des Partners bzw. der

---

26 Angesichts des hohen Bildungsniveaus kann inzwischen wohl nicht mehr mit dem Hinweis auf Qualifikationsdefizite argumentiert werden. Die Vereinbarkeitsproblematik hat jedoch nicht an Aktualität verloren: Vgl. Abele (1979), Braszeit u.a. (1989:89ff), Domsch (1993:2), Geenen (1995), Lorber (1984). Selbst Wissenschaftlerinnen nehmen von Studentinnen an, daß sie weniger leistungsmotiviert sind vgl. Bauer (1986:148).

27 Vgl. Sommerkorn (1981).

28 Vgl. dazu insbesondere Born/Krüger (1993a) sowie die übrigen Beiträge in Born/Krüger (1993).

Partnerin erhoben, die es ermöglichen, zentrale strukturelle Kennzeichen der
Partnerschaften von Medizinerinnen und Medizinern aufzuzeigen und in ihrer
Bedeutung für die berufliche Entwicklung der Geschlechter zu diskutieren.
Da es Hinweise dafür gibt, daß auch Unterstützungsleistungen und insbe-
sondere die Wahrnehmung von Unterstützungsleistungen geschlechtsdifferent
verlaufen, wird zusätzlich das subjektive Erleben der Befragten in bezug auf
Hilfe- und Unterstützung, die sie von ihrem Partner oder ihrer Partnerin erhalten, abgefragt.[29] Annemarie Bauer (1986) hat beispielsweise gezeigt, daß
Frauen in hohen Positionen ihren Partner als besonders unterstützend erleben.
Männer in entsprechender Stellung geben dies deutlich seltener an, sie nehmen solche Unterstützungsleistungen weitaus selbstverständlicher in Anspruch. Zudem stehen Partnerinnen erfolgreicher Männer dem eigenen Beruf
mit größerer Distanz gegenüber, als dies bei Partnern erfolgreicher Frauen
der Fall ist.[30] Helena Lopata, Hanna Barnewolt und Kathleen Norr (1980)
zeigen in einer amerikanischen Untersuchung über dual-career-couples, daß –
je höher Bildungsstand und Berufsprestige beider Beteiligten sind – Frauen
desto mehr Unterstützungsleistungen von ihrem Partner erhalten. Insgesamt
geben Frauen allerdings an, selbst mehr Unterstützungsleistungen zu geben
als sie im Gegenzug empfangen. In der vorliegenden Untersuchung soll das
subjektive Erleben von Unterstützung mit dem tatsächlichen Verhalten der
Partner und Partnerinnen verknüpft werden. Zu diesem Zweck wurden entsprechende Statements zu beruflicher Unterstützung und tatsächlichem Verhalten in bezug auf Hausarbeit und Kinderbetreuung formuliert.

Methodische Grundlagen der Befragung

Der Darstellung der Befragungsergebnisse soll an dieser Stelle ein kurzer Abschnitt zum methodischen Vorgehen vorangestellt werden: Es wurden sämtliche wissenschaftliche Beschäftigte der Medizinischen Fakultäten, die in den
aktuellen Vorlesungsverzeichnissen der Christian-Albrechts-Universität zu
Kiel und der Medizinischen Universität zu Lübeck für das Wintersemester
1993/94 aufgeführt waren, angeschrieben und um ihre Mitwirkung bei der
Befragung gebeten. Bei diesem Verfahren ist mit leichten Unschärfen zu
rechnen: Zum einen ist die Wahrscheinlichkeit, daß Angestellte mit kurzen

---

29 Vgl. Yogev (1981).
30 Vgl. Bauer (1986:150).

Beschäftigungszeiten in das Vorlesungsverzeichnis aufgenommen werden, geringer als bei Langzeitbeschäftigten. Aus diesem Grunde sind kurzzeitig Beschäftigte in der Untersuchungspopulation möglicherweise geringfügig unterrepräsentiert. Zudem sind nicht alle Beschäftigten im Vorlesungsverzeichnis namentlich aufgeführt. Stellen, die bei der Drucklegung des Vorlesungsverzeichnisses noch nicht durch eine bestimmte Person besetzt sind, werden mit dem Eintrag N.N. gekennzeichnet. Um herauszufinden, ob solche Stellen während der Erhebungsphase tatsächlich besetzt waren, wurde in diesen Fällen versucht, die betreffende Person mit Hilfe telefonischer Rückfragen zu identifizieren, um sie dann namentlich anschreiben zu können.

Die Befragung wurde durch ein Ankündigungsschreiben im September 1993 eingeleitet. Insgesamt erhielten 1415 Personen ein Ankündigungsschreiben; 37 Anschreiben kamen als unzustellbar zurück (2,61%). Die Empfängerinnen bzw. Empfänger hatten in der Zwischenzeit vermutlich die Institution verlassen und konnten nicht mehr erreicht werden. Von den verbleibenden 1378 Angeschriebenen blieben 31 Personen namentlich unbekannt, da das Vorlesungsverzeichnis sie als 'N.N.' führte und ihre Namen auch bei telefonischen Nachfragen nicht zu erfahren waren. Neun weitere Personen ließen sich aufgrund ihres ungewöhnlichen Vornamens nicht eindeutig einer Geschlechtsgruppe zuordnen. Abzüglich dieser 40 namentlich nicht bekannten bzw. geschlechtlich nicht einzuordnenden Personen sind 1338 Personen angeschrieben worden, deren Geschlecht eindeutig bestimmbar war. Dementsprechend setzt sich die Gruppe der Angeschriebenen insgesamt zu 70,68% aus Männern (974), zu 26,42% aus Frauen (364) und zu 2,9% aus N.N.s zusammen.

Eine Woche nach dem Versenden der Ankündigung wurden die Fragebögen über die Hauspost der Universitäten verteilt. Anfang November wurde der Rücklauf abgeschlossen.[31] 722 Fragebögen kamen insgesamt zurück, darunter befanden sich zwei explizite Verweigerungen in Form von unausgefüllten Fragebögen. Ausgewertet werden konnten folglich nur 720 Bögen,[32] was 52,3% der von den unzustellbaren Bögen bereinigten Gesamtmenge entspricht. Da zwei Befragte ihr Geschlecht nicht angegeben hatten, verblieben 718 Personen, die geschlechtlich zu identifizieren waren. Darunter

---

31 Ein weiterer Bogen erreichte mich zwischen Weihnachten und Neujahr; er konnte nicht mehr in die Untersuchung einbezogen werden.

32 Die 720 Personen, die geantwortet haben, werden im folgenden als 'die Befragten' bezeichnet.

befinden sich 69,1% (496) Männer und 30,9% (222) Frauen. Damit haben die
Medizinerinnen der Untersuchungspopulation geringfügig häufiger geantwortet als die Mediziner.[33] Wird das aktuell vorliegende Datenmaterial der
Medizinischen Fakultäten bzw. Universitäten zugrundegelegt, ergibt sich folgende Relation: Die Personalstatistiken über das hauptamtliche Personal von
1990 weisen für die Universität Kiel insgesamt 832 Beschäftigte aus, darunter 27,3% (absolut: 237) Frauen, und für Lübeck 654 Beschäftigte mit
einem Frauenanteil von 25,5 (absolut: 167).[34]

Das durchschnittliche Alter der Befragten, beträgt 36,7 Jahre (Mittelwert),
das am häufigsten genannte Alter ist 31 Jahre. Der Median, der Wert, der die
Häufigkeitsverteilung in zwei Hälften trennt und im Gegensatz zum Mittelwert unempfindlich gegenüber Ausreißern ist, liegt bei 34 Jahren. Die jüngste
befragte Person ist 24 Jahre alt, die älteste 71 Jahre. Um in den folgenden
Analyseschritten auch Alterseffekte untersuchen zu können, wurde eine
Grobeinteilung in drei Altersgruppen vorgenommen.

Die älteste Gruppe umfaßt Personen, die bis einschließlich 1949 geboren
wurden. Der mittleren Gruppe wurden Personen der Geburtsjahrgänge von
einschließlich 1950 bis 1959 zugeordnet, und die jüngste Gruppe besteht aus
Personen, die seit einschließlich 1960 geboren wurden. Entsprechend ergibt
sich folgende Verteilung: 15,3% (109) der Befragten sind bis einschließlich
1949, 41,9% (294) zwischen 1950 und 1959 und 43,6% (311) seit 1960 geboren. Die Verteilung von Frauen und Männern auf die Altersgruppen stellt sich
sehr uneinheitlich dar: Werden sämtliche Befragten als Bezugsgröße genommen, ergibt sich, daß Frauen der ältesten Gruppe unter allen Befragten einen
Anteil von 2,8% stellen, der Anteil der Männer dieser Altersgruppe beträgt
12,5%. Frauen der mittleren Gruppe machen einen Anteil von 10,6% aus und
Männer dieser Gruppe einen Anteil von 30,5%. Der jüngsten Altersgruppe,
den seit einschließlich 1960 Geborenen, gehören mehr als die Hälfte aller
befragten Medizinerinnen an. Sie stellen damit einen Anteil von 17,6% der
gesamten Untersuchungspopulation. Mediziner aus dieser Altersgruppe machen entsprechend einen Anteil von 25,9% aller Befragten aus.

---

33 Leider ließ sich der Rücklauf der namentlich nicht erfaßbaren Personen (N.N.) nicht im
   einzelnen kontrollieren.
34 Dieser Vergleich stellt nur ein sehr grobes Raster dar, denn die Daten der Personalstatistik betreffen einen anderen Zeitraum als den dieser Erhebung zugrundeliegenden.

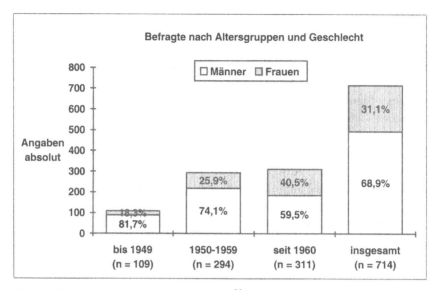

Abb. 1: Befragte nach Altersgruppen und Geschlecht[35]
(Keine Angabe = 6, Gamma = .19, p < .01, ** = auf dem 1%-Niveau signifikant)[36]

Das zahlenmäßige Verhältnis von Medizinerinnen zu Medizinern beträgt über alle Altersgruppen hinweg etwa ein Drittel zu zwei Drittel, allerdings mit großen Unterschieden zwischen den Altersgruppen: In der ältesten Gruppe überwiegen mit mehr als 80% eindeutig Mediziner. In der mittleren Altersgruppe stehen 74,1% Mediziner 25,9% Medizinerinnen gegenüber. Auch in der jüngsten Altersgruppe überwiegen nach wie vor Mediziner mit einem Anteil von 59,5%, während Medizinerinnen einen Anteil von 40,5% stellen.

---

35 Die Werte zum Verhältnis von Frauen und Männern weichen leicht von den zuvor genannten ab, da vier Befragte keine Altersangabe gemacht hatten.

36 Den Graphiken sind jeweils Prozentangaben und die Anzahl der gültigen Antworten zu entnehmen. Unter den Graphiken befinden sich die Anzahl der Befragten, die keine Angaben gemacht haben, und gegebenenfalls die Zahl derjenigen, auf die die Frage nicht zutrifft (TNZ: trifft nicht zu). Des weiteren wird ein Zusammenhangsmaß und die statistische Signifikanz angegeben. Weitere Angaben (Häufigkeitsauszählungen, absolute Zahlen) sind den dazugehörigen Tabellen im Anhang zu entnehmen. Abweichungen von 100% können sich aufgrund von Rundungen ergeben.

2. Zur beruflichen Lage

Der Studienabschluß im Fach Medizin wird mit dem Dritten Staatsexamen erworben. Danach ist es möglich, eine eingeschränkte Berufserlaubnis, die sogenannte Teilapprobation, zu beantragen. Examinierte Medizinerinnen und Mediziner führen dann zwar die Berufsbezeichnung Ärztin bzw. Arzt, müssen jedoch – als Teilapprobierte – zunächst unter Anleitung vollapprobierter Ärztinnen bzw. Ärzte eine anderthalbjährige Praktikumszeit, das sogenannte AiP (Ärztin bzw. Arzt im Praktikum), durchlaufen, bevor sie mit der Approbation die Erlaubnis zur Ausübung des ärztlichen Berufes beantragen können.

Für die Berufsausübung nicht unbedingt erforderlich ist die Promotion, durch die der akademische Titel Dr. med. erworben wird. Im Gegensatz zu anderen wissenschaftlichen Fächern wird die Promotion in der Medizin jedoch nicht mehrheitlich von Personen abgelegt, die wirklich eine akademische Karriere anstreben, sondern ist – offenbar als Symbol fachlicher Kompetenz – längst schon zu einem Qualifikationsmerkmal der durchschnittlichen ärztlichen Vita geworden. So ist die Dissertation in der Medizin stärker als in anderen wissenschaftlichen Fächern als Teil der Ausbildung und weniger als Selektionsmechanismus für den wissenschaftlichen Nachwuchs zu betrachten. Die Dissertation kann schon während der Studienzeit begonnen werden, obwohl die Möglichkeit, die Promotionsprüfung abzulegen, erst nach Studienabschluß besteht. Als Selektionsmechanismus fungiert in der Medizin vor allem die Habilitation. Sie wird in der Regel gezielt im Hinblick auf eine wissenschaftlich ausgerichtete Hochschulkarriere erworben.

Maßgeblich für die ärztliche Berufsausübung in freier Praxis ist die kassenärztliche Zulassung durch die Eintragung in das Arztregister. Diese erfolgt inzwischen nur noch nach erfolgreichem Abschluß einer mehrjährigen Weiterbildung, der Spezialisierung auf ein ärztliches Fachgebiet. Je nach Fachgebiet dauern die Spezialisierungen unterschiedlich lange und erfordern die Erfüllung eines spezifischen Aufgabenkatalogs. Mit dem erfolgreichen Abschluß der Weiterbildung wird die Gebietsanerkennung erworben, die das Führen eines fachärztlichen Titels – z.B. Internistin oder Hausarzt – ermöglicht. Gebietsanerkennungen sind nicht nur für die Niederlassung in freier Praxis unabdingbare Voraussetzung, sondern inzwischen auch für eine Hochschulkarriere oder die Besetzung einer leitenden Position zunehmend von

Bedeutung.[1] Neben Gebietsanerkennungen ist es möglich, zusätzliche anerkannte Spezialisierungen, die Teilgebietsanerkennungen, zu erwerben. Teilgebiete der Chirurgie sind beispielsweise die Plastische Chirurgie oder die Unfallchirurgie.

Der Medizin kam beim Kampf um das Frauenstudium eine bedeutsame Rolle zu, denn sie war eines der Fächer, zu dem sich Frauen zuallererst den Zugang eroberten.[2] Zugleich ist Medizin jedoch ein Fach, in dem Frauen zunächst besonders nachhaltig bekämpft und eingeschränkt wurden.[3] Noch heute sind sie keinesfalls ihrem Anteil unter den Studierenden entsprechend in der Ärzteschaft vertreten. 1990 stellen sie dort nur knapp ein Drittel der Beschäftigten. Mit insgesamt 29% berufstätigen Ärztinnen sind Frauen in der Medizin – wie in anderen hochqualifizierten Berufen – nach wie vor deutlich unterrepräsentiert.

Die berufliche Lage von Ärztinnen weist jedoch weitere geschlechtstypische Kennzeichen auf: Ärztinnen üben ihren Beruf zu fast einem Drittel nicht aus und sind von einem weitaus höheren Arbeitslosigkeitsrisiko betroffen als ihre männlichen Kollegen. Bei den Bewerbungen über das Arbeitsamt stellten sie 1990 den überproportional hohen Anteil von 45% und hatten zugleich gegenüber männlichen Ärzten eine geringere Chance auf Vermittlung.[4] Wie in vielen anderen Berufen nimmt zudem die Zahl von Medizinerinnen mit der Höhe der Position drastisch ab. Noch 1990 waren nur 5,1% Ärztinnen in den leitenden Positionen der Krankenhäuser tätig. Im Vergleich zu Ärzten sind damit Unterrepräsentanz und Unsicherheit für die berufliche Situation von Ärztinnen kennzeichnend.

Diese Zahlen skizzieren die bundesweite berufliche Lage in der Ärzteschaft. Im folgenden soll die Situation detaillierter an zwei Universitätskliniken in Schleswig-Holstein beleuchtet werden. Den Universitätskliniken und Medizinischen Instituten kommt insofern eine besondere Bedeutung zu, weil

---

1 Vgl. Seemann (1995).

2 Zur allgemeinen Durchsetzung des Frauenstudiums vgl. etwa die Beiträge in Brinkschulte (Hg.) (1993). Bereits 1785 konnte Dorothea Erxleben ihr Medizinstudium mit der Promotion abschließen, vgl. Mertens (1989).

3 Der Leipziger Neurologe Dr. Paul Möbius war ein besonders scharfer Gegner des Frauenstudiums. Er behauptete, medizinisch nachweisen zu können, daß Frauen aufgrund ihrer Physiologie zu intellektuellen Leistungen unfähig seien, vgl. Möbius (1980). Zur Situation von Frauen in der Medizin seit Anfang des Jahrhunderts vgl. Geyer-Kordesch (1986).

4 Vgl. Mesletzky (1994).

sie wohl am stärksten ärztlichen und wissenschaftlichen Bereich miteinander verbinden und zugleich für die Ausbildung des ärztlichen und wissenschaftlichen Nachwuchses sorgen. An Universitätskliniken werden damit maßgeblich die Weichen dafür gestellt, wie das zahlenmäßige Verhältnis der Geschlechter in medizinischer Wissenschaft und ärztlicher Berufspraxis zukünftig aussieht.

2.1. Wissenschaftliche Qualifikation

Bundesweit betrug die Frauenbeteiligung beim Medizinstudium bereits Anfang der 80er Jahre etwa 40%. Zwar überwog 1990 noch immer der Anteil der Studenten, jedoch nur geringfügig mit 56%. Unter den Studienanfängerinnen und -anfängern hatte sich die Zahlenrelation Ende der 80er Jahre sogar schon fast gänzlich angeglichen. Das Dritte Staatsexamen, mit dem das Medizinstudium beendet ist, wurde 1990 zu 45% von Frauen abgelegt. Beim Studienabschluß ist also das Verhältnis der Geschlechter zahlenmäßig noch fast ausgewogen.[5]

Die Frauenbeteiligung bei den Dissertationen war 1990 zwar etwas geringer als beim Dritten Staatsexamen, mit 37% im Vergleich zu anderen Disziplinen jedoch ausnehmend hoch.[6] Einschränkend muß hinzugefügt werden, daß die Promotion im medizinischen Bereich einen etwas anderen Stellenwert als in anderen universitären Fächern besitzt. Hier markiert sie nicht in erster Linie den Einstieg in eine wissenschaftlich ausgerichtete Karriere, sondern ist auch für die ärztliche Berufsausübung bedeutsam.[7]

Bei der höchsten wissenschaftlichen Qualifikation, der Habilitation, sind Medizinerinnen demgegenüber drastisch unterrepräsentiert. Auch in den 80er Jahren lag der Frauenanteil bei den Habilitationen in der Medizin bundesweit stets unter der 10%-Marke. 1990 stellten Medizinerinnen insgesamt nur 7,9% der in der westdeutschen Humanmedizin neuhabilitierten Personen.[8]

---

5 Vgl. das Geschlechterverhältnis bei den ersten Abschlüssen, Promotionen und Habilitationen in Schleswig-Holstein in Geenen (1994).

6 1991 betrug der Frauenanteil bei den Promotionen an den Universitäten und Hochschulen Schleswig-Holsteins insgesamt 28,9%, vgl. Mesletzky (1995).

7 Vgl. Seemann (1995).

8 Vgl. Mesletzky (1995).

Zwischen der Frauenbeteiligung bei Promotion und Habilitation besteht folglich eine deutliche Lücke.[9] Da sich der Frauenanteil von Promotion zu Habilitation in größerem Maße verringert als bei den Männern, kann von der Existenz geschlechtsspezifischer Hürden bzw. geschlechtsdifferenzierender Selektionsmechanismen zwischen diesen beiden Qualifikationsstufen ausgegangen werden.[10] Im folgenden sollen solchermaßen wirksame Hürden im Berufssystem identifiziert werden.

2.1.1. Promotion

Obwohl die Dissertation im medizinischen Bereich kein zwingender Bestandteil der Ausbildung ist, hat die überwiegende Mehrzahl der Medizinerinnen und Mediziner an den untersuchten Universitäten promoviert. 77,2% der Befragten haben ihre Dissertation erfolgreich abgeschlossen, und 19,8% haben mit der Arbeit daran begonnen. Nur ein geringer Anteil hat auf die Promotion verzichtet, die Arbeit daran noch nicht begonnen oder abgebrochen.

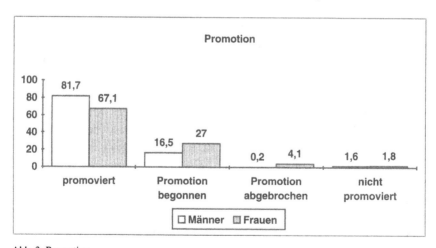

Abb. 3: Promotion
Angaben in %, n = 718 (Keine Angabe = 2, Cramer's V = .20, p < 01, **)

---

9 Vgl. Seemann (1995:25f), Wermuth (1992:148).

10 Habilitationen sind jedoch noch nicht mit der Besetzung von Professuren gleichzusetzen. Unter den Professuren ist der Frauenanteil noch einmal geringer: 1990 betrug er in der Humanmedizin der BRD West 4,5%, vgl. Seemann (1995:26).

Im Hinblick auf den Zusammenhang zwischen Geschlecht und Dissertation lassen sich drei Ergebnisse festhalten: Die Mediziner haben zu einem
weit größeren Teil als die Medizinerinnen ihre Promotion bereits abgeschlossen: Der Anteil promovierter Frauen liegt statistisch signifikant um fast 15
Prozentpunkte unter dem promovierter Männer. Zugleich ist der Anteil der in
der Promotionsphase befindlichen Medizinerinnen knapp doppelt so hoch wie
bei den Medizinern. Das Dissertationsvorhaben nicht beendet bzw. abgebrochen haben nur verschwindend wenig Männer (1,6%), aber immerhin 4,1%
der Frauen.

Angesichts dieses Zahlenverhältnisses ergibt sich die Frage, inwieweit
hier möglicherweise ein Alterseffekt zum Ausdruck kommt: Frauen sind besonders stark unter den jüngeren Befragten vertreten, die eventuell aus
Altersgründen ihre Promotion noch nicht abgeschlossen haben. Um zu prüfen, ob die Befunde zur Promotion sich aufgrund eines Alterseffekts ergeben
haben, wird die folgende Graphik zusätzlich nach der Altersgruppe aufge-
splittet. Die Kategorien 'Promotion abgebrochen' und 'nicht promoviert' sind
dabei zusammengefaßt.

Nur in der ältesten Gruppe findet sich kein interpretationsfähiger Zusammenhang zwischen Geschlecht und Promotion, da sowohl Mediziner als auch
Medizinerinnen zu 95,5% bzw. 95% promoviert sind. Ein deutlicher Effekt
ergibt sich dagegen in der mittleren Altersgruppe: Hier geben knapp 8% der
Frauen an, nicht promoviert zu sein. Das gleiche trifft aber auf nicht einmal
1% der Männer zu. Zudem befinden sich weit weniger Medizinerinnen
(9,2%) in der Promotionsphase als Mediziner (14,2%). Fast ebenso stark ist
der Effekt in der jüngsten Altersgruppe, in der eine vergleichbare Ungleich-
zeitigkeit zu konstatieren ist: Während bereits zwei Drittel der Mediziner
promoviert sind, gilt dasselbe nur für etwa die Hälfte der Medizinerinnen.
Bei ihnen befindet sich ein weit größerer Anteil noch in der Promotionsphase
(42% der Frauen vs. 27% der Männer).

Die unterschiedliche Promotionshäufigkeit von Frauen und Männern der
beiden jüngeren Altersgruppen könnte durch geschlechtstypisch verschieden-
artige Promotionsbedingungen entstanden sein oder aber in der thematischen
Ausrichtung der Promotion begründet liegen. Um diese Möglichkeiten zu
überprüfen, werden im folgenden Promotionsbedingungen und Art der Dissertation untersucht sowie die Promotionsdauer ermittelt.

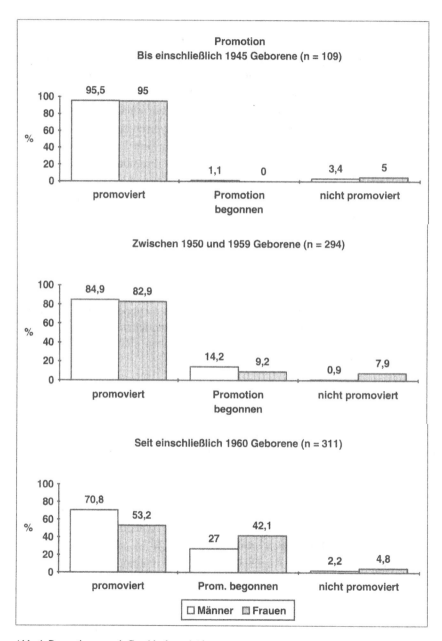

Abb. 4: Promotionen nach Geschlecht und Altersgruppen
Angaben in % (Keine Angabe insgesamt = 6)

Promotionsdauer

Der Zeitraum, in dem die Dissertation fertig gestellt wurde, sollte von den Befragten möglichst genau angegeben werden. Zu diesem Zweck wurden sie gebeten, den Beginn und Abschluß ihrer Dissertation jeweils mit Monats- und Jahresangaben zu benennen. Auf diese Art wurden die Befragten dazu angehalten, sich exakt zu erinnern und nicht nur 'überschlagene' Daten anzugeben. Insgesamt ergeben sich keine geschlechtstypischen Effekte hinsichtlich der Promotionsdauer.[11] Bei den Personen, die ihre Dissertation bereits abgeschlossen haben, beträgt die durchschnittliche Promotionszeit für beide Geschlechter 39,7 Monate (3,3 Jahre).

Unerwartete Befunde ergaben sich, wenn neben dem Geschlecht zugleich die Altersgruppe berücksichtigt wird. Hierbei wird offensichtlich, daß sich die Promotionsdauer zwischen den Altersgruppen nur um etwa zwei Monate verlängert hat. Die insgesamt geringe Zunahme der für die Dissertation benötigten Zeit ist allein schon verwunderlich, da sie alltagsweltlichen Annahmen stetig zunehmender Promotionszeiten widerspricht. Außerdem verbirgt sich hinter diesen Zahlen ein bedeutsamer geschlechtstypischer Trend: Die Promotionsdauer bei Medizinerinnen der ältesten Gruppe liegt – mit fast einem Jahr Differenz – deutlich unter der ihrer männlichen Kollegen. Erst in der mittleren und jüngsten Altersgruppe entsprechen sich die Promotionszeiten beider Geschlechter.

Mittelwerte	insgesamt	Männer	Frauen	Differenz
bis einschl. 1945 Geborene	27,6 (61)	29,3 (51)	18,8 (10)	10,5 *
1950 bis 1959 Geborene	41,8 (181)	42,3 (140)	40,1 (41)	2,2 n.s.
seit einschl. 1960 Geborene	41,9 (168)	40,8 (108)	43,9 (60)	3,1 n.s.

Tab. 1: Promotionsdauer in Monaten bei abgeschlossener Promotion
(Keine Angabe = 2, TNZ = 310, Unterschiedsprüfung zwischen den Geschlechtern anhand zweiseitiger t-tests $p < .01$= **; $p < .05$ = *; $p > .05$ = n.s.)

Wie ist dieser Befund zu erklären? War es für Medizinerinnen in früheren Jahren etwa nur dann möglich, langfristig an Universitätskliniken zu bleiben, wenn sie besondere Leistungen erbrachten, wie z.B. in sehr kurzer Zeit zu promovieren? Läßt sich die Angleichung in den Promotionszeiten unter den jüngeren Jahrgängen entsprechend als Normalisierungstendenz, im Sinne

---

11 Allerdings muß bei der Interpretation zur Promotionsdauer stets berücksichtigt werden, daß nur nach abgeschlossenen Dissertationen gefragt wurde. Arbeiten, die bisher nicht beendet sind, und laufende Verfahren bleiben daher unberücksichtigt.

einer Nivellierung der Anforderungen an Frauen und Männer, interpretieren? Diese Fragen zu Selektionsmechanismen lassen sich nicht allein anhand einer Befragung von Personen, die an Universitätskliniken beschäftigt sind, beantworten. Sie werden jedoch durch die vorliegenden Ergebnisse als forschungsleitende Thesen für weiterführende Untersuchungen aufgeworfen.

Art der Promotion

In diesem Untersuchungsabschnitt geht es um die Art der Dissertation. Hierzu wurde sowohl nach dem methodischen Vorgehen gefragt (theoretisch, statistisch, experimentell) als auch nach dem Bereich der Arbeit (nicht-klinisch, klinisch). Beide Faktoren, Methode und Bereich einer Dissertation in der Humanmedizin, könnten einen entscheidenden Einfluß auf den erfolgreichen Abschluß der Promotion haben und eventuell erklären, warum die Geschlechter in der Untersuchungspopulation unterschiedlich häufig promoviert sind.

Promotionen in der Humanmedizin lassen sich aufgliedern in theoretische, statistische und experimentelle Arbeiten. Rein theoretische Arbeiten basieren weder auf der Arbeit an Patientinnen und Patienten, noch setzen sie statistisches Datenmaterial voraus. Sie stützen sich auf den Zugang zu Bibliotheken und Archiven, der in der Regel eher unproblematisch und wenig zeitaufwendig ist. Arbeiten, die schwerpunktmäßig auf statistische Betrachtungen ausgerichtet sind, beispielsweise Sekundäranalysen von vorliegendem Datenmaterial, setzen in diesem Sinne umfangreichere Recherchen voraus. Sobald allerdings geeignetes Datenmaterial gefunden ist, läßt sich eine zügige Bearbeitung durchführen. Am aufwendigsten sind mithin experimentelle Arbeiten, da sie sowohl eine theoretische Herleitung als auch eine Auswertung des erhobenen Datenmaterials – in der Regel mit Hilfe statistischer Analyseverfahren – einschließen.

Daneben lassen sich Dissertationen aus dem klinischen und nicht-klinischen Bereich unterscheiden. Dieser Unterteilung zufolge zeichnen sich nur klinische Fächer durch die Arbeit an Patientinnen und Patienten aus. Die Klassifikation beinhaltet dabei keine Aussagen über die Art der Arbeit, denn sowohl klinische als auch nicht-klinische Forschungsfragen lassen sich theoretisch, statistisch oder experimentell lösen. So kann z.B. eine nicht-klinische Forschungsfrage aus dem Grenzbereich der Mikrobiologie experimentell ausgerichtet sein.

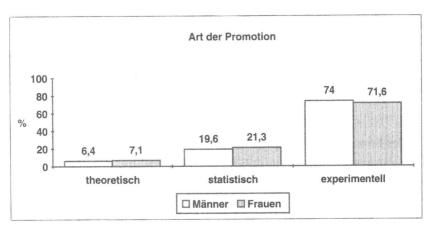

Abb. 5: Art der Promotion
Angaben in %, n = 651 (Keine Angabe = 69, Cramers's V = .03, p > .05, n.s.)

Zwei Drittel der Befragten haben ihren Angaben zufolge eine experimen-telle Dissertation verfaßt bzw. arbeiten an einer solchen. Weitere 20% nen-nen eine statistische Arbeit, und etwa 7% geben eine theoretische Arbeit an. Arbeiten aus dem klinischen Bereich sind insgesamt etwas zahlreicher als nicht-klinische. 54,6% geben an, eine klinische Dissertation verfaßt zu haben. Nicht-klinische Arbeiten, z.B. aus den theoretischen Fächern wie Medizin-geschichte, sind entsprechend seltener.

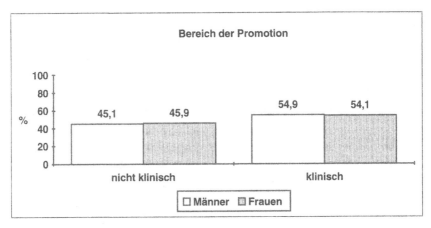

Abb. 6: Bereich der Promotion
Angaben in %, n = 646 (Keine Angabe = 74, Phi = .00, p > .05, n.s.)

Wie die Befunde zeigen, ergeben sich keine geschlechtsspezifischen Prä-
ferenzen: Die Geschlechter unterscheiden sich nicht hinsichtlich der Art der
Dissertation oder hinsichtlich des Bereichs. Weder Art noch Bereich der
Promotion kann folglich einen Hinweis darauf geben, warum Mediziner häufiger promoviert sind als Medizinerinnen.

Einbindung in einen Projektzusammenhang?
Daß Wissenschaftlerinnen z.T. unter deutlich schlechteren Bedingungen
promovieren als ihre männlichen Kollegen, hat Elke Geenen gezeigt.[12] An
dieser Stelle soll untersucht werden, unter welchen Bedingungen Frauen und
Männer in der Medizin, wenn sie an Universitätskliniken tätig sind, promoviert haben und ob sich hier Unterschiede ergeben.

Zunächst sollten die Befragten angeben, ob sie im Rahmen ihrer Promotion in ein Forschungsprojekt eingebunden waren. Innerhalb eines Forschungsprojekts zu promovieren ist als besonders förderlich für das wissenschaftliche Arbeiten anzusehen. Diese Annahme basiert auf den folgenden
Überlegungen: In einem solchen Rahmen sind am ehesten Hilfestellung und
Beratung für das eigene Vorhaben zu erwarten – z.B. durch die Projektlei-
tung und durch die wissenschaftlichen Mitarbeiterinnen und Mitarbeiter.
Zudem können die Doktorandinnen und Doktoranden unabhängig von der
eigenen Problemstellung – durch Anschauung und aufgrund der Erfahrungen
anderer im Projekt – inhaltlich und methodisch profitieren. Darüber hinaus
werden sie dadurch erstmals in den praktischen Forschungsbetrieb integriert
und haben die Gelegenheit, dessen Strukturen und Spielregeln in der Praxis
kennenzulernen. Sie sammeln Erfahrungen mit wissenschaftlichen Darstel-
lungs- und Legitimationsformen und – was besonders wichtig ist – erhalten
die Chance, Kontakte zu knüpfen und als SchülerInnen eines akademischen
'Lehrers' (hier ist bewußt nur die männliche Form gewählt worden) in die
scientific community eingeführt zu werden.

Natürlich verbinden sich nicht alle genannten Möglichkeiten zwangsläufig mit der Promotion in einem Forschungsprojekt. Die Mitarbeit in einem
laufenden Forschungsprojekt kann für Doktorandinnen und Doktoranden
auch Nachteile mit sich bringen. So ist es häufig nicht möglich, das Thema
der Arbeit selbst zu wählen, weil die Fragestellung in der Regel am

---

12 Vgl. Geenen (1994).

Projektzusammenhang ausgerichtet sein muß. Die jeweils aktuellen Bedingungen können überdies sehr unterschiedlich sein: Sie reichen von der bloßen
Zuarbeit für die Projektfragestellung – in deren Rahmen die DoktorandInnen
möglicherweise nur eine spezielle Methode auf ihre Brauchbarkeit testen und
bei Nachweis ihrer Inadäquatheit die gesamte Dissertation in Frage steht –
bis hin zur Integration als gleichwertiges Mitglied mit eigenständiger Fragestellung und expliziter Förderung im oben aufgezeigten Rahmen. Aus diesem
Grunde wurde mit Bezug auf die Rahmenbedingungen der Promotion in der
vorliegenden Untersuchung zusätzlich gefragt, inwieweit die Betroffenen
glaubten, von der Zusammenarbeit mit dem Projekt profitiert zu haben. Die
Ergebnisse dieses Fragenkomplexes sind im folgenden detailliert dargestellt.

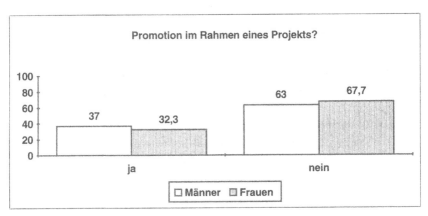

Abb. 7: Promotion im Rahmen eines Projekts?
Angaben in %, n = 660 (Keine Angabe = 37, TNZ = 23, Phi = .04, p > .05, n.s.)

Von den befragten Personen haben Mediziner zu ca. 5% häufiger im Rahmen eines Projekts promoviert – ein signifikanter Zusammenhang zwischen
Projektmitarbeit und Geschlecht ergibt sich jedoch nicht. Die Geschlechter
sind nicht in unterschiedlichem Maße in Projekte einbezogen, also gleichermaßen von Vor- und Nachteilen betroffen, die sich aus dem Faktum Projektmitarbeit ergeben.

Möglicherweise bestehen jedoch über die bloße Mitarbeit hinaus
geschlechtstypische Differenzen. Um diese zu erfassen, genügt es nicht, einzig nach der Bewertung der Arbeit im Projekt zu fragen, da in einem kolle-
gialen Rahmen sogar Routinetätigkeiten oft mit einer gewissen Zufriedenheit

ausgeführt werden. Deshalb wurden die Betroffenen zusätzlich gefragt, inwieweit sie ihrer Ansicht nach von der Mitarbeit profitiert haben. Die auf diese Weise operationalisierte Zufriedenheit mit der Projektarbeit, wurde anhand einer fünfstufigen Antwortvorgabe von 'habe gar nicht profitiert' (1) bis 'habe außerordentlich profitiert' (5) abgefragt. In den Antworten wird ein leicht geschlechtsdifferentes Muster deutlich:

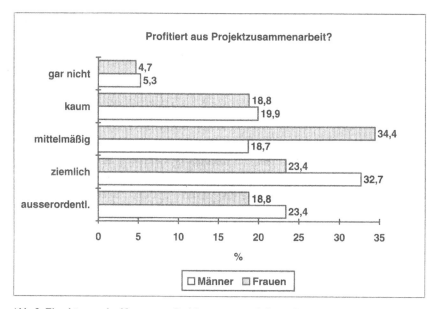

Profitiert aus Projektzusammenarbeit?

Abb. 8: Einschätzung des Nutzens aus Projektzusammenarbeit, nur Promovierte
Angaben in %, n = 235 (TNZ = 485, Pearson's R = -.06, p > .05, n.s.)

Die befragten Mediziner geben um mehr als zehn Prozentpunkte häufiger als ihre Kolleginnen an, 'ziemlich' von der Zusammenarbeit profitiert zu haben. Demgegenüber geben 35% der Medizinerinnen an, 'mittelmäßig' profitiert zu haben, aber nur knapp 20% der Mediziner. Die Befunde können auf dieser Analyseebene jedoch nur als Tendenzen gewertet werden, da sich kein signifikanter Mittelwertunterschied zeigt. Den Angaben der Befragten zufolge profitiert kein Geschlecht besonders stark oder besonders wenig von der Mitarbeit in einem Forschungsprojekt.

Nutzung von Geräten und Material

Ein zusätzlicher Indikator zur Untersuchung der Ressourcenausstattung ist die Frage, inwieweit während der Promotionsphase die Möglichkeit bestand, auf Geräte und Material zuzugreifen.[13] Frühere Untersuchungen stellten in diesem Zusammenhang fest, daß Frauen zum einen eher Themenbereiche zugewiesen werden, die nicht oder erheblich weniger den Umgang mit technischen Geräten etc. erforderlich machen.[14] Zum anderen zeigte sich, daß Frauen, wenn sie technisches Gerät benötigten, der Zugang dazu erschwert bzw. sogar ganz verwehrt wurde. Um zu überprüfen, ob und in welchem Ausmaß dies auch für die Universitätskliniken zutrifft, wurde eine entsprechende Frage in die Untersuchung aufgenommen.

Zunächst wurde die Anzahl der Personen bestimmt, die auf den Zugang zu Ressourcen angewiesen waren. Hierfür ergeben sich keine Unterschiede zwischen den Geschlechtern: Jeweils knapp etwas mehr als ein Fünftel der Befragten gibt an, auf entsprechende Nutzungsmöglichkeiten angewiesen gewesen zu sein. Ein Effekt des Geschlechts ist demnach auf dieser Analyseebene nicht festzustellen. Für die vorliegende Untersuchung hat sich nicht bestätigt, daß Männern eher materialintensivere Arbeiten zugeordnet werden.

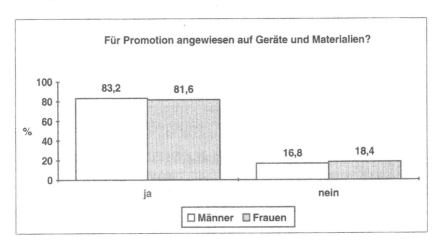

Abb. 9: Für Promotion auf Nutzung von Geräten etc. angewiesen?
Angaben in %, n = 636 (Keine Angabe = 84, Pearson's R = .02, p > .05, n.s.)

---

13 Vgl. Levey u.a. (1990).

14 Vgl. insbesondere Geenen (1994), deren Befunde sich auf eine qualitative Befragung stützen, aber auch Cole/Zuckerman (1987) sowie Levey u.a. (1990).

Auch im Hinblick auf die anschließende Frage nach der Zufriedenheit mit der Bereitstellung bzw. Nutzungsmöglichkeit von Geräten und Materialien im Rahmen der Dissertation ergibt sich kein Effekt des Geschlechts. Die Mehrzahl der Befragten zeigt sich diesbezüglich 'zufrieden' bzw. 'sehr zufrieden'. Der Mittelwert für alle Befragten beträgt 2,0. Dabei unterscheidet sich die Gruppe der Männer (2,0) nicht signifikant von der Gruppe der Frauen (2,1). Nur etwa ein Zehntel der Befragten war 'unzufrieden' und 'sehr unzufrieden' mit der Bereitstellung von Geräten und Materialien.

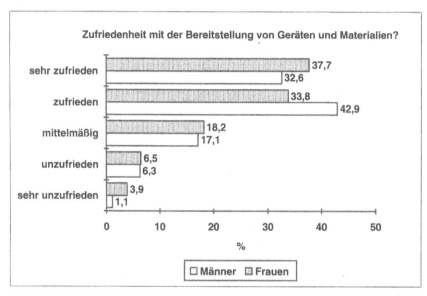

Abb. 10: Zufriedenheit mit der Bereitstellung von Geräten und Materialien
Angaben in %, n = 522 (Keine Angabe = 4, TNZ = 194, Pearson's R = .02, p > .05, n.s.)

Studien, die zeigen, daß Frauen im Vergleich zu ihren männlichen Kollegen im Wissenschaftsbetrieb mit einer schlechteren Ressourcenausstattung versehen werden, begründen die marginalisierte Position von Frauen und ihre stagnierenden Karrieren u.a. mit diesem Faktor.[15] Die vorliegenden Ergebnisse scheinen den Befunden solcher Studien zu widersprechen und ihren Schlußfolgerungen somit entgegenzustehen. Dieser scheinbare Widerspruch läßt sich jedoch auflösen. Die genannten Studien untersuchen nicht allein die

---

15 Vgl. Cole/Zuckerman (1987).

Promotionsbedingungen und beziehen sich nicht ausschließlich auf den medizinischen Bereich, sondern haben die Arbeitsbedingungen von Wissenschaftlerinnen insgesamt zum Gegenstand. Gerade in der Medizin besitzt die
Promotion jedoch gegenüber anderen wissenschaftlichen Disziplinen eine
besondere Bedeutung. Da der Doktortitel hier zum ärztlichen Berufsbild gehört, wird er von der Mehrheit der StudienabsolventInnen auch erworben, so
daß die Promotionsraten in der Medizin ausnehmend hoch sind. Durch diese
sozusagen 'massenhafte Verbreitung' des Zertifikats Dr. med. hat sich der
Stellenwert des Titels möglicherweise so verringert, daß er sich nicht per se
als Eintrittsbillet in die Wissenschaft eignet.[16] Wenn sich an dieser Stelle
keine geschlechtsspezifischen Unterschiede zeigen, so heißt dies nicht
zwangsläufig, daß geschlechtsspezifische Ungleichheiten insgesamt obsolet
geworden sind – wie auch die unterschiedlichen Promotionsraten in den jüngsten Altersgruppen belegen – sondern, daß die Geschlechter hinsichtlich der
Promotionsbedingungen auf gleiche Strukturen treffen, was die abgefragten
Indikatoren betrifft.

Veröffentlichung der Promotion
Nachdem sich kein Zusammenhang zwischen Promotionsbedingungen und
Geschlecht ergeben hat, ist weiterzufragen, ob die Dissertation für die Geschlechter auch denselben Stellenwert besitzt, d.h. ob beide Gruppen in gleichem Umfang von der Promotion profitieren konnten. Die Dissertation stellt
auch in der Medizin die erste eigenständige Forschungsarbeit dar und kann
insofern dazu genutzt werden, den Einstieg in eine wissenschaftliche Ausrichtung zu eröffnen. Von zentraler Bedeutung ist dafür die Sichtbarkeit der
in der Forschung produzierten Ergebnisse.[17] In der Regel werden Forschungsergebnisse durch Publikationen der fachlichen Öffentlichkeit zugäng-
lich gemacht. Publikationen spielen folglich eine große Rolle für die soziale
Anerkennung der wissenschaftlichen Arbeit im Forschungsbetrieb. Dabei
besitzt jedoch nicht jede Form der Veröffentlichung die gleiche Relevanz.
Unterschiede ergeben sich insbesondere in bezug auf den Stellenwert verschiedener Arten von AutorInnenschaft. Alleinautorin oder Alleinautor zu
sein, trägt zur Sichtbarmachung der eigenen Leistung weitaus mehr bei als

---

16 Vgl. dazu Bourdieu (1981) und speziell zum Fach Medizin Seemann (1995).
17 Für die Medizin vgl. insbesondere Lorber (1984).

die Namensnennung in einer Reihe von KoautorInnen. Eigenleistungen sind
in einem AutorInnenkollektiv kaum noch auszumachen. Bei AutorInnenkol-
lektiven wiederum ist die Reihenfolge der Namensnennungen bedeutsam,
insofern sie über den Anteil an der zugrundeliegenden Forschungsleistung
Auskunft geben soll. Unterschiede werden dadurch sichtbar gemacht, daß
eine Nennung als ErstautorIn oder lediglich als Zweit-, Dritt- usw. AutorIn
erfolgt. Beide Faktoren, sowohl die Chance der Publikation an sich als auch
die Art der AutorInnenschaft, wurden abgefragt. Im folgenden werden zunächst die Befunde zu Publikationschancen insgesamt dargestellt.

Zwei Drittel der Befragten hatten die Möglichkeit, ihre Dissertations-
befunde zu veröffentlichen. Darunter geben Mediziner zu 72,8% an, ihre
Ergebnisse über das Promotionsverfahren hinaus der (akademischen) Öffentlichkeit präsentiert zu haben. Gleiches gilt hingegen nur für 66,7% der
Medizinerinnen. Es ergibt sich allerdings kein signifikanter Zusammenhang,
der festgestellte Effekt des Geschlechts auf die Chance zur Veröffentlichung
ist zufällig.

Gilt dies auch für das Veröffentlichungsverfahren, d.h. für die Art, wie
die Forschungsbefunde dem Fachpublikum vorgestellt wurden? Dieser Faktor
wurde anhand der Kategorien 'Erst- bzw. AlleinautorIn', 'MitautorIn' und
Publikation 'von anderen' abgefragt. Hierbei waren ebenfalls Mehrfachnennungen möglich.

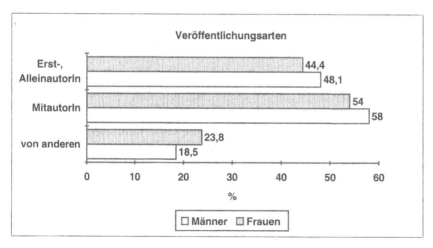

Abb. 11: Veröffentlichungsarten
Angaben in %, Mehrfachnennungen möglich, n = 450

Mehr als die Hälfte der Befragten gibt an, daß sie in der Publikation als 'Mitautorin oder Mitautor' genannt wurden, und bei einem Fünftel wurden die Forschungsergebnisse 'von anderen' Personen vorgestellt. Nicht einmal die Hälfte der Befragten konnte ihre Forschungsarbeiten ausschließlich unter dem eigenen Namen veröffentlichen. Diese Zahl deutet auf rigide Strukturen, die wissenschaftlichen Neulingen den Zugang zu eigenständigen Veröffentlichungen in hohem Maße erschweren. Dies trifft Frauen und Männer jedoch in gleichem Ausmaß. Einzig auf der deskriptiven Ebene, unter den in dieser Untersuchung Befragten, zeigt sich, daß die Chance zur 'Allein- bzw. ErstautorInnenschaft' und 'MitautorInnenschaft' für männliche Befragte etwas grösser war und daß ein Publikationsverfahren, in dem die Befunde 'von anderen' vorgestellt wurden, prozentual häufiger bei weiblichen Befragten angewendet wurde. Es ergibt sich jedoch auch hier kein statistischer Zusammenhang zwischen Veröffentlichungsart und Geschlecht.[18] Damit besitzen Medizinerinnen und Mediziner dieselbe Chance, in der Kategorie der Erst- oder AlleinautorIn zu publizieren sowie als MitautorIn genannt zu werden.

Bezüglich der Promotionsbedingungen von Ärztinnen und Ärzten haben sich folglich insgesamt keine Differenzen ergeben. Abgefragt wurden die Indikatoren Projektmitarbeit, Zufriedenheit mit der Projektmitarbeit, Zugang zu Ressourcen sowie Zufriedenheit damit. Auch bei der Chance auf Veröffentlichung und der Art der AutorInnenschaft finden sich keine Hinweise auf geschlechtsspezifische Asymmetrien. Befinden sich also Medizinerinnen und Mediziner in der Promotionsphase, stehen keiner Gruppe von seiten der Institutionen Barrieren entgegen, die sich im Rahmen der hier abgefragten Bedingungen abbilden.

Differenzen hinsichtlich der Promotionshäufigkeit von Frauen und Männern der jüngeren Altersgruppen lassen sich also nicht auf die Promotionsbedingungen 'Art' oder 'Bereich' der Dissertation zurückführen: Mediziner der jüngeren Jahrgänge haben ihre Dissertation bereits in höherem Maße als Medizinerinnen abgeschlossen, obwohl sich die Promotionsdauer zwischen den Geschlechtern nicht signifikant unterscheidet. Dieses Ergebnis legt nahe, geschlechtsspezifische Hemmnisse und Fördermechanismen nicht an den Bedingungen der Promotion festzumachen, sondern sie in anderen Bereichen zu suchen.

---

18 Phi bleibt bei allen drei Items unter .1 und ist nicht signifikant.

2.1.2. Habilitation

Die höchste wissenschaftliche Qualifikation, die Habilitation, setzt einen erheblichen forscherischen Arbeitsaufwand und wissenschaftliches Engagement voraus. Bundesweit lag der Anteil habilitierter Frauen bis 1991, wie bereits erwähnt, noch nie über zehn Prozent. In Schleswig-Holstein, mit zwei großen Universitätskliniken haben sich bei insgesamt 205 Habilitationen in der Medizin zwischen 1980 und 1991 nur elf Frauen habilitiert.

Von den Befragten sind 16,3% habilitiert, geben 10,9% an, ihre Habilitation begonnen zu haben, und haben 22,8% eine Habilitation geplant. Ein Viertel der Befragten strebt keine Habilitation an, und ein weiteres Viertel hat diesbezüglich noch keine konkreten Vorstellungen. Die geschlechtsspezifische Verteilung ist aus der folgenden Abbildung ersichtlich:

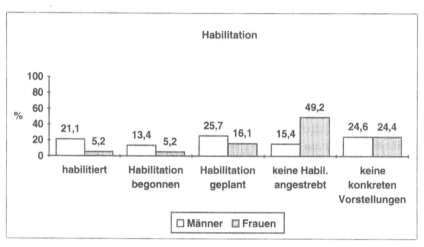

Abb. 12: Habilitation, Habilitationsabsicht
Angaben in %, n = 649 (Keine Angabe = 71, Cramer's V = .38, p < .01, **)

Bei den Medizinern ist der Anteil der Habilitierten (21,1% zu 5,2% bei den Frauen), der Habilitierenden (13,4% zu 5,2% bei den Frauen) und derjenigen, die planen, sich zu habilitieren (25,7% zu 16,1%), größer als bei ihren Kolleginnen. Deutlich weniger Frauen als Männer sind also habilitiert oder haben eine Habilitation begonnen. Relativ groß ist demgegenüber die Zahl von Frauen, die planen, sich zu habilitieren. Ihr Anteil liegt mit einem Viertel nur etwa zehn Prozentpunkte unter dem der Männer.

Unter denjenigen, die keine Habilitationen anstreben, zeigen sich die deutlichsten Unterschiede: Nur 15,4% der Mediziner schließen die Habilitation definitiv für sich aus. Bei den Medizinerinnen gibt jedoch sogar die Hälfte an, sich nicht habilitieren zu wollen. Insgesamt zeigt sich somit ein deutlicher Zusammenhang zwischen Habilitation bzw. Habilitationsabsicht und Geschlecht der Befragten: Fast die Hälfte der Medizinerinnen will nicht habilitieren. Mit etwa einem Viertel ist einzig der Anteil an Unentschlossenen für beide Geschlechtsgruppen gleich hoch.

Diese Zahlen geben noch keinen Aufschluß über Veränderungen und zukünftige Entwicklungen in bezug auf die Habilitation. Um Entwicklungstendenzen prognostizieren zu können, ist eine Aufschlüsselung nach Altersgruppen notwendig. Aus diesem Grunde wurde für die Frage nach der Habilitation neben dem Geschlecht zusätzlich die Altersgruppe kontrolliert. Die Aufschlüsselung nach Alter zeigt in den verschiedenen Gruppen einen unterschiedlich starken Zusammenhang von Habilitation bzw. Habilitationsabsicht und Geschlecht.

Bei der ältesten Gruppe, den vor 1949 Geborenen, findet sich der bedeutsamste Effekt in bezug auf die Habilitation bzw. Habilitationsabsicht: Während drei Viertel der Mediziner habilitiert sind, gilt das gleiche nur für etwa ein Viertel der Medizinerinnen. Auch wenn sich noch etwa 20% Frauen im Habilitationsverfahren befinden bzw. eine Habilitation anstreben und dasselbe nur auf etwa 10% der Männer zutrifft, bleiben die Geschlechterdifferenzen evident. In dieser Altersgruppe geben Frauen aber zu mehr als der Hälfte an, keine Habilitationspläne zu haben, während dagegen nur ein Zehntel der Männer nicht plant, sich zu habilitieren, bzw. keine konkreten Vorstellungen dazu hat.

Bei der mittleren Altersgruppe, den zwischen 1950 und 1959 Geborenen, findet sich nur ein schwacher Zusammenhang zwischen Habilitation (bzw. Habilitationsabsicht) und Geschlecht: Prozentual haben sich etwa doppelt so viele Männer wie Frauen habilitiert, und etwa doppelt so viele Mediziner wie Medizinerinnen geben an, an der Habilitation zu arbeiten. Bei denjenigen, die eine Habilitation planen, zeigen sich prozentual (24% vs. 25%) keine nennenswerten Unterschiede. Der Anteil von Frauen jedoch, die sich nicht habilitieren wollen, ist mit knapp der Hälfte sogar doppelt so hoch wie bei den Männern (45,6% zu 21,8%).

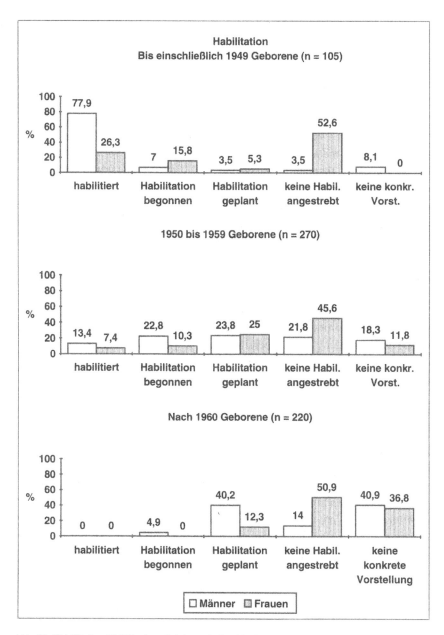

Abb. 13: Habilitation, Habilitationsabsicht nach Geschlecht und Altersgruppen
Angaben in % (Keine Angabe insgesamt = 75)

Beim Vergleich der mittleren Altersgruppe mit Personen, die vor 1949 geboren sind, zeichnet sich kein grundlegender Wandel im Verhältnis habilitierter Frauen und Männer ab: Obwohl sich die Anteile der habilitierten und habilitierenden Männer hier weniger stark von den vergleichbaren Frauenanteilen unterscheiden, streben doch erheblich weniger Frauen als Männer die Habilitation an.

Für die jüngste Altersgruppe könnte vermutet werden, daß sich die Habilitationsabsichten im Zuge zunehmender Gleichheitstendenzen zwischen Frauen und Männern angenähert haben, so daß die Habilitationsabsichten der Geschlechter einander entsprechen. Dies wäre durchaus möglich, auch wenn ein Teil der Befragten noch nicht promoviert ist. Daß Mitglieder dieser Gruppe, die zum Befragungszeitpunkt höchstens 33 Jahre alt sind, sich bereits habilitiert haben, ist hingegen unwahrscheinlich.

Die ab 1960 Geborenen haben ihren beruflichen Werdegang erst begonnen; dementsprechend ist der Anteil der Unentschlossenen relativ hoch. Er beträgt bei den Männern 40,9% und bei den Frauen 36,8%. Insgesamt jedoch nimmt der Zusammenhang von Geschlecht und Habilitation in der jüngsten Altersgruppe nicht etwa ab, sondern ist im Gegenteil wieder stärker ausgeprägt: Die Hälfte der jungen Medizinerinnen strebt keine Habilitation an, und nur ca. 12% haben eine solche geplant. Im Gegensatz dazu schließen lediglich 14% der jungen Mediziner die Habilitation für ihren Berufsverlauf aus, und sogar 40% planen sie bereits. Während keine der befragten Frauen bisher eine Habilitation begonnen hat, befinden sich bereits knapp 5% der männlichen Mediziner in der Habilitationsphase.

Wird die Dauer der abgeschlossenen Habilitationsverfahren betrachtet, zeigt sich, daß durchschnittlich 3,8 Jahre benötigt wurden. Zwei Befragte geben an, die gesamte Habilitation innerhalb eines Jahres abgeschlossen zu haben. Am längsten benötigte ein Kandidat mit 12 Jahren Habilitationszeit.

Während sich im Umfeld der Promotion anhand der abgefragten Items keine signifikanten geschlechtstypischen Differenzen gezeigt haben, sind diese hinsichtlich der Habilitation deutlich, wie schon der vorangegangene Abschnitt offenkundig gemacht hat. Hinzu kommt, daß Mediziner ihr Habilitationsverfahren in deutlich kürzerer Zeit abschließen als ihre Kolleginnen: Während die Frauen durchschnittlich 5 Jahre für eine Habilitation benötigten, beträgt der Mittelwert bei den Männern 3,6 Jahre.[19]

---

19 Diese Mittelwertdifferenz ist auf dem 10%-Niveau signifikant.

Weitere Analysen zur Habilitation sollen nicht durchgeführt werden, da sich unter den insgesamt 106 Habilitierten, die sich an der vorliegenden Befragung beteiligten, nur zehn Frauen befinden. Aufgrund des quantifizierenden Vorgehens in dieser Studie ist ein solches Zahlenverhältnis selbst für deskriptive Aussagen im Hinblick auf eine die Geschlechter vergleichende Fragestellung wenig aussagefähig. Insbesondere im Hinblick auf die Habilitationsbeteiligung haben sich keine wesentlichen Angleichungstendenzen zwischen Frauen und Männer ergeben. Damit ist offensichtlich, daß nach wie vor starke Barrieren existieren, die Medizinerinnen daran hindern, in großer Zahl die höchste Qualifikation im Wissenschaftssystem anzustreben. Dies gilt umso mehr, da diese Bildungsinvestition für Frauen in geringerem Maße als für Männer in eine Professur mündet. Dies ist daran abzulesen, daß der Frauenanteil in der Professorenschaft sich wiederum deutlich unterhalb der Rate habilitierter Medizinerinnen befindet.[20]

2.2. Zum ärztlichen Werdegang

In diesem Kapitel sollen nun zentrale Stationen der ärztlichen Qualifikation betrachtet werden, die Statuspassagen Ärztin bzw. Arzt im Praktikum und fachärztliche Weiterbildung. In bezug auf AiP-Stellen haben sich in der Vergangenheit mehrfach geschlechtsspezifische Differenzen gezeigt. So waren Ärztinnen im Praktikum an verschiedenen Kliniken unterrepräsentiert und absolvierten demgegenüber überproportional häufig ihr AiP in freier Praxis.[21]

Auch das Geschlechterverhältnis in der Fachärzteschaft ist bundesweit – verglichen mit den Studierenden- und AbsolventInnenzahlen sowie im Hinblick auf die berufstätige Ärzteschaft insgesamt – ungleichgewichtig. 1990 betrug die Frauenbeteiligung hier nur 20,7%, während sie in der Ärzteschaft ohne Gebietsbezeichnung fast doppelt so hoch war. Dabei lag der Frauenanteil bei den Gebietsanerkennungen bereits in den 60er Jahren bei einem Fünftel. Auf diesem Niveau stagnierte er dann allerdings bis in die 80er Jahre hinein. Erst 1990 stellten Ärztinnen ein Viertel der Personen, die eine Gebietsanerkennung ablegten. In der Fachärzteschaft sind Ärztinnen

---

20 Vgl. hierzu Marburger Bund (Hg.) (1993), Seemann (1995), Wermuth (1992).
21 Vgl. Mesletzky (1995), Seemann (1995:16).

damit weiterhin unterrepräsentiert:[22] Zwar legen Medizinerinnen heute – absolut betrachtet – deutlich häufiger als früher eine fachärztliche Anerkennung ab. In Relation zu ihren männlichen Kollegen ist ihr Anteil jedoch nur unbedeutend angestiegen. Finden sich solche Ungleichheiten möglicherweise auch an den Universitätskliniken Schleswig-Holsteins? Um zu überprüfen, ob entsprechende Barrieren auf struktureller Ebene identifizierbar sind, wurden einige Fragen zum ärztlichen Werdegang in die Studie aufgenommen.

2.2.1. Arzt/Ärztin im Praktikum

Das AiP wurde 1988 als 18-monatiger Ausbildungsabschnitt zwischen dem Dritten Staatsexamen und der Approbation eingeführt. Nach dem Praktischen Jahr (PJ), das noch während des Studiums absolviert wird, handelt es sich dabei um eine weitere Phase der praktischen ärztlichen Ausbildung – jedoch mit anderem Status: In der Zeit während des AiP sind Medizinerinnen und Mediziner teilapprobiert, d.h. die ärztliche Tätigkeit darf nicht allein, sondern nur unter Aufsicht bzw. Anleitung approbierter Personen durchgeführt werden. Erst nach Abschluß des AiP erfolgt die vollständige Approbation, mit der das Recht erworben wird, selbständig ärztlich tätig zu sein. Dies beinhaltet jedoch weder die sofortige kassenärztliche Zulassung noch die Möglichkeit zur Niederlassung in freier Praxis.

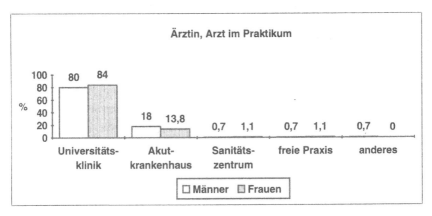

Abb. 14: Ärztin, Arzt im Praktikum
Angaben in %, n = 244 (Keine Angabe = 11, TNZ = 465; Cramer's V = .08, p > .05, n.s.)

---

22 Mesletzky (1994).

Von den Befragten geben 244 an, ein AiP durchlaufen zu haben oder sich zum Zeitpunkt der Befragung noch in diesem Teil der medizinischen Ausbildung zu befinden. Mehr als 80% von ihnen haben in dieser Zeit an einer Universitätsklinik gearbeitet, 16% an einem anderen Akutkrankenhaus. Nur zwei Befragte haben das AiP in einer freien Praxis absolviert. Bei dieser Verteilung zeigen sich an den beiden untersuchten Universitätskliniken keine geschlechtstypischen Differenzen.

2.2.2. Fachärztliche Weiterbildung

Um sich als FachärztIn zu spezialisieren, also eine Gebietsanerkennung zu erwerben, muß eine Weiterbildung durchlaufen werden. Diese ärztlichen Spezialisierungen wurden bereits 1924 eingeführt mit dem Ziel, die Wettbewerbsbedingungen der Ärzteschaft zu regulieren: Spezialisierte Ärzte sollten so auf die Behandlung von Krankheiten auf ihrem Spezialgebiet beschränkt und andere Krankheitsbilder weiterhin dem Hausarzt überlassen werden. Anfänglich erkannte die Ärztekammer 14 Gebiete an; inzwischen sind es mehr als 80. Seit der Novellierung des Gesundheitsstrukturgesetzes 1993 ist der Abschluß einer fachärztlichen Weiterbildung Voraussetzung für die kassenärztliche Zulassung, für die vormals eine zweijährige Vorbereitungszeit zur 'Praktischen Ärztin' bzw. zum 'Praktischen Arzt' gereicht hatte.

Weiterbildungen können in speziell dazu ermächtigten Einrichtungen – in der Regel große Krankenhäuser und Unikliniken – absolviert werden. Je nach Fachgebiet dauert die fachärztliche Spezialisierung normalerweise zwischen vier und sechs Jahren. Während dieser Zeit müssen die KandidatInnen in verschiedenen Bereichen arbeiten und eine Reihe von Tätigkeiten erfolgreich ausführen – wie z.B. eine Anzahl verschiedener Operationen (OP-Katalog).

Die Verteilung von Frauen und Männern auf die Fachgebiete ist nicht gleichmäßig. Es gibt eindeutige Männerdomänen wie Orthopädie, Urologie und Chirurgie sowie Gebiete, in denen Frauen einen vergleichsweise hohen Anteil stellen, wie etwa Kinder- und Jugendpsychiatrie, Anästhesiologie, Dermatologie. Mit einem Frauenanteil um etwa 40% lassen sich Fächer wie die zuletzt genannten zwar keineswegs als Frauendomänen, aber immerhin als gemischtgeschlechtliche Gebiete der Medizin ansehen. Während diese Fächer eine vierjährige Weiterbildung erfordern, gehören die Weiterbildungen in den genannten männlich dominierten Fächern mit fünf und sechs Jahren zu den längsten.

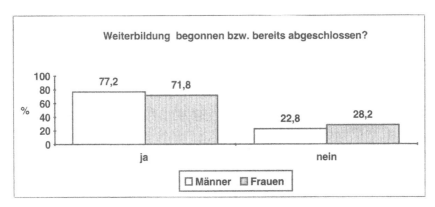

Abb. 15: Weiterbildung begonnen oder bereits abgeschlossen
Angaben in %, n = 703 (Keine Angabe = 17, Phi = .06, p > .05, n.s.)

Drei Viertel der befragten Medizinerinnen und Mediziner haben eine ärztliche Weiterbildung begonnen oder bereits absolviert (77,2% Männer gegenüber 71,8% Frauen). Von den insgesamt 720 Personen dieser Befragung haben genau 265 – das entspricht etwa gut einem Drittel – ihre Weiterbildung bereits abgeschlossen, d.h. sie sind Fachärztin bzw. Facharzt. Hierbei zeigen sich unterdessen deutlich geschlechtstypische Differenzen: Mehr als die Hälfte der befragten Mediziner, aber nur etwas über ein Drittel der Medizinerinnen hat bereits eine Gebietsanerkennung erworben.[23]

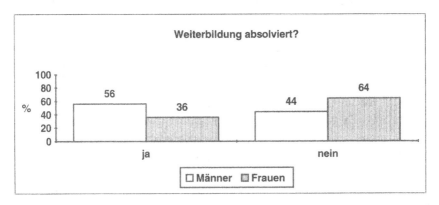

Abb. 16: Weiterbildung absolviert
Angaben in %, n = 525 (Keine Angabe = 193, Phi = .18, p < .01,**)

---

23 Zur Geschlechterrelation in den Fachgebieten vgl. Mesletzky (1995) und Schmitt (1994).

Zunächst sollen nur diejenigen betrachtet werden, die ihre Weiterqualifikation abgeschlossen haben, also bereits Fachärztin bzw. Facharzt sind. Das
betrifft fast genau die Hälfte der befragten Personen (50,3%). Die geschlechtstypische Aufschlüsselung zeigt, daß immerhin 36% der Medizinerinnen Fachärztinnen sind, jedoch mit 56% deutlich mehr Mediziner.

In der Befragungspopulation verfügen Medizinerinnen gegenüber Medizinern also um zwanzig Prozentpunkte weniger über eine Gebietsanerkennung als Mediziner. Diesem auffälligen Zusammenhang zwischen Geschlecht
und absolvierter Weiterbildung könnte wiederum ein Alterseffekt zugrunde
liegen, da Frauen erst bei den jüngeren Altersgruppen einen nicht unerheb-
lichen Anteil ausmachen. Um diese Frage zu beantworten, werden die
Befunde zur abgeschlossenen Facharztausbildung im folgenden nach Altersgruppen aufgeschlüsselt.

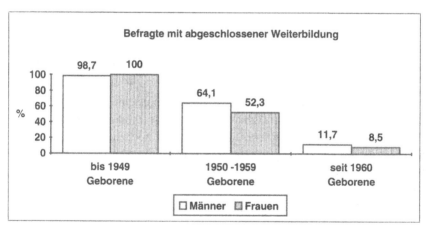

Abb. 17: Abgeschlossene Weiterbildung nach Altersgruppe
Angaben in %, n = 522 (Keine Angabe = 3, TNZ = 195)

Die Ergebnisse für die verschiedenen Altersgruppen lassen sich nur in der
Tendenz interpretieren, da sie keine statistische Signifikanz aufweisen. In der
ältesten Gruppe verfügen, mit einer Ausnahme, alle Befragten über eine Gebietsanerkennung. In der mittleren Altersgruppe besitzen Medizinerinnen
etwa zur Hälfte eine abgeschlossene Weiterbildung. Das gleiche gilt jedoch
für fast 65% der Mediziner. In der jüngsten Gruppe haben bislang erst 8,5%
der Medizinerinnen, aber rund 12% der Mediziner eine Weiterbildung abgeschlossen.

Medizinerinnen und Mediziner, die bisher weder eine fachärztliche Weiterbildung abgeschlossen noch damit begonnen haben, wurden gefragt, ob sie
planen, zukünftig eine Weiterbildung zu absolvieren. 93% der Medizinerinnen und 87% der Mediziner beantworten diese Frage positiv.

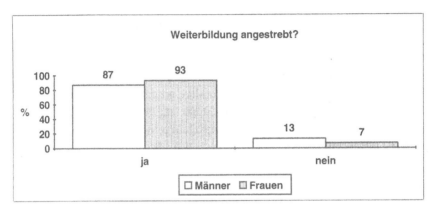

Abb. 18: Weiterbildung angestrebt?
Angaben in %, n = 157 (Keine Angabe = 30, TNZ = 533, Phi = -.09, p > .05, n.s.)

Hinsichtlich der Weiterbildung an schleswig-holsteinischen Universitätskliniken läßt sich zusammenfassend festhalten: Fast sämtliche Befragte haben
eine Weiterbildung abgeschlossen, befinden sich noch in dieser Qualifika-
tionsphase oder streben sie an. Hierin unterscheiden sich die Geschlechter
kaum. Frauen haben jedoch tendenziell seltener als Männer ihre Facharztausbildung bereits abgeschlossen.

Die durchschnittliche Weiterbildungzeit beläuft sich bei den Personen,
die bereits eine Gebietsanerkennung erworben haben, auf 6,4 Jahre. Der Mittelwertunterschied zwischen den Geschlechtern beträgt etwas mehr als drei
Monate: Der Mittelwert der Männer liegt bei 6,4, der der Frauen bei 6,7 Jahren. Diese Differenz ist jedoch statistisch nicht signifikant.

Im Rahmen der ärztlichen Weiterbildung kann es sinnvoll sein, zu bestimmten Themen Seminare und andere Weiterbildungsveranstaltungen zu
besuchen. Um die Rahmenbedingungen der Weiterqualifikation genauer
bestimmen zu können, wurde gefragt, ob dienstliche Freistellungen für
Blockkurse, Seminare etc. gewährt wurden, oder ob die Befragten für
Veranstaltungen dieser Art ihre freie Zeit verwenden mußten. Fast 40% der
Befragten geben an, Freistellungen erhalten zu haben, ein weiteres Drittel

wurde nur 'in Ausnahmefällen' freigestellt, und 18,9% antworten, daß sie
nicht freigestellt worden seien. Weitere 15% geben an, keine Freistellungen
benötigt zu haben. Auch bei dieser Frage ergeben sich keine geschlechtsspezifischen Unterschiede.

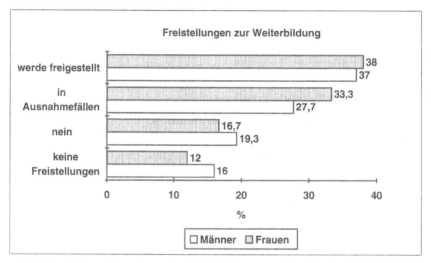

Abb. 19: Freistellungen für Weiterbildungsveranstaltungen
Angaben in %, n = 518 (Keine Angabe = 15, TNZ = 187, Cramer's V = -.09, p > .05, n.s.)

Die Antworten zu diesem Item aus dem Themenkomplex 'Weiterbildung'
ergeben demnach gleiche Bedingungen für beide Geschlechter. Deutlich
sichtbar wurde, daß Frauen und Männer dieselbe hohe Motivation besitzen,
eine fachärztliche Ausbildung zu erwerben.

2.3. Momentanes Beschäftigungsverhältnis

Nachfolgend soll das Beschäftigungssystem betrachtet werden, um herauszufinden, in welcher Form sich die Inklusion von Frauen und Männern in die
Medizin vollzieht: Lassen sich zu der in vielen gesellschaftlichen Bereichen
feststellbaren Unterrepräsentanz von Frauen in Spitzenpositionen weitere
Asymmetrien in der Medizin beobachten? Aber auch: Welche Gemeinsamkeiten zwischen Frauen und Männern bestehen etwa im Hinblick auf Beschäftigungsverhältnis und Forschungstätigkeiten an Universitätskliniken?

Um diese Fragen zu beantworten, wurde zunächst nach der Art des Beschäftigungsverhältnisses (befristet oder unbefristet) gefragt. Zudem sollten die
Befragten die von ihnen gewünschten Arbeitszeiten angeben. Ein weiterer
Fragenkomplex beschäftigt sich mit Ausmaß, Umfang und Rahmenbedingungen von Forschungstätigkeiten, wie beispielsweise dienstlichen Freistellungen, Vorträgen und Veröffentlichungen. Der Abschnitt schließt mit einer
Einschätzung der Folgen, die sich nach Ansicht der Befragten im Zuge
gesundheitspolitischer Maßnahmen im Rahmen des Gesundheitsstrukturgesetzes für die Beschäftigungssituation in der Medizin ergeben.

2.3.1. Merkmale des Beschäftigungsverhältnisses

Bevor die Beschäftigungssituation der Befragten genauer dargestellt wird,
soll die Verteilung auf verschiedene berufliche Positionen skizziert werden.

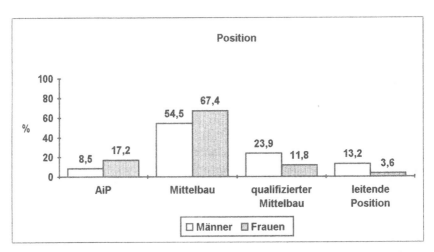

Abb. 20: Berufliche Position
Angaben in %, n = 715 (Keine Angabe = 5, Cramer's V = .23 p < .01, **)

Zu diesem Zweck wurden die beruflichen Positionen in vier Gruppen
zusammengefaßt. Unter den Befragten befinden sich ca. 11% Ärztinnen bzw.
Ärzte im Praktikum. Knapp 60% der Befragten sind im sogenannten Mittelbau beschäftigt. Hierzu wurden neben wissenschaftlichen Angestellten und
Assistenzärztinnen und Assistenzärzten auch Lehrbeauftragte gezählt. Der
qualifizierte Mittelbau umfaßt im wissenschaftlichen Bereich Rätinnen und

Räte, OberrätInnen und HochschulassistentInnen sowie im ärztlichen Bereich
OberärztInnen und leitende OberärztInnen. Dieser Gruppe gehören rund 20%
der Befragten an. Etwa 10% der Befragten befinden sich in gehobenen und
leitenden Positionen. Dazu zählen neben Universitäts- bzw. Hochschuldozen-
tinnen und -dozenten, ProfessorInnen, AbteilungsleitungsdirektorInnen, ärztliche und wissenschaftliche DirektorInnen, VerwaltungsdirektorInnen sowie
Vorsitzende des Verwaltungsrats.

Insgesamt sind etwa 80% den befragten Medizinerinnen und Mediziner an
den Medizinischen Fakultäten von Kiel und Lübeck nur befristet beschäftigt.
Nur etwa 20% besetzen eine Dauerstelle. Dieser Befund ist für den Wissenschaftsbetrieb nicht ungewöhnlich, da viele Stellen entweder noch Teil der
Ausbildung – wie die AiP-Stellen – oder z.B. zeitlich befristete Qualifika-
tionsstellen sind.

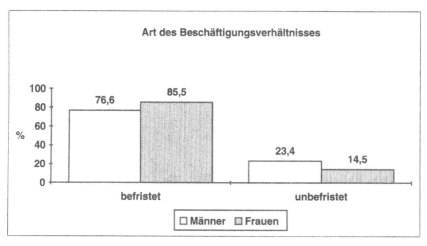

Abb. 21: Art des Beschäftigungsverhältnisses
Angaben in %, n = 716 (Keine Angabe = 4, Phi = .10, p < .0.01, **)

Im Hinblick auf die Art des Beschäftigungsverhältnisses ergeben sich
deutliche Unterschiede zwischen den Geschlechtern: Obwohl der überwiegende Teil der an den Medizinischen Fakultäten in Kiel und Lübeck beschäftigten Personen befristet beschäftigt ist, liegt der Anteil von Frauen mit
befristetem Arbeitsvertrag um zehn Prozentpunkte höher als bei den Männern. Anders ausgedrückt heißt dies: Fast ein Viertel der Männer besetzt eine
Dauerstelle, während das gleiche jedoch nur für etwa 15% der Frauen gilt.

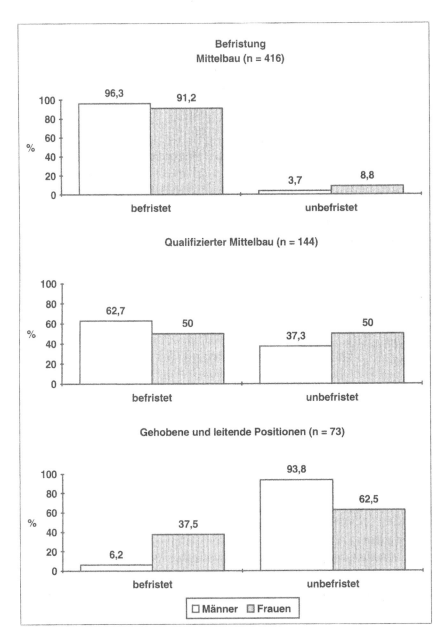

Abb. 22: Befristung nach Position
Angaben in % (Keine Angabe insgesamt = 1)

Interessant ist darüber hinaus, welche beruflichen Positionen besonders von einer geschlechtsdifferenten Vergabe befristeter und unbefristeter Verträge betroffen sind. So sind z.B. AiP-Stellen per definitionem befristet, und auch der Mittelbau zeichnet sich durch befristete Verträge aus. Auf welcher Beschäftigungsebene treten die festgestellten Differenzen bezüglich der Beschäftigungsdauer zwischen den Geschlechtern besonders hervor? Um diese Frage zu beantworten, wurde die Beschäftigungsposition kontrolliert, d.h. das Beschäftigungsverhältnis wird im folgenden sowohl nach Geschlecht als auch nach beruflicher Position aufgeschlüsselt. Zur Beschreibung der beruflichen Position wird auf die anfänglich dargestellte Klassifikation 'Mittelbau', 'qualifizierter Mittelbau' und 'gehobene und leitende Positionen' zurückgegriffen.

Ein Zusammenhang zwischen Geschlecht und Befristung zeigt sich auf zwei Positionsebenen: Zum einen ist er im Mittelbau sichtbar, in dem 95% der Beschäftigten befristet tätig sind. Nur 4% der Mediziner sind auf Lebenszeit angestellt, während es bei den Medizinerinnen 9% sind. Im Gegensatz dazu sind die Befragten in gehobenen und leitenden Positionen zu 95% unbefristet beschäftigt. Hier kehrt sich jedoch der für den Mittelbau festgestellte Zusammenhang von Geschlecht und Befristung um: Während auf gehobenen und leitenden Positionen nur 6% der Mediziner befristet beschäftigt sind, sind es 38% der Medizinerinnen.[24] Frauen sind demnach, wenn sie hochqualifizierte Positionen besetzen, mit einer relativ großen Wahrscheinlichkeit auf prekäre, langfristig ungesicherte Stellen verwiesen.[25]

Für einige zentrale Positionen hat sich also ein deutlicher Zusammenhang zwischen Geschlecht und Häufigkeit der Vergabe befristeter Verträge gezeigt. Im folgenden soll gefragt werden, ob sich auch im Zusammenhang mit der Befristungsdauer, der Laufzeit der Verträge, ein Effekt des Geschlechts findet. Hier zeigt sich ebenfalls ein geschlechtsspezifischer Zusammenhang, denn für Medizinerinnen ergeben sich durchschnittlich kürzere Beschäftigungsverhältnisse als für ihre Kollegen. Während die Laufzeit bei befristeten Arbeitsverträgen für Frauen durchschnittlich 30,7 Monate, also 2,6 Jahre, beträgt, liegt sie bei den Männern um 38,2 Monate, also bei durchschnittlich 3,2 Jahren. Diese neunmonatige Differenz im Mittelwert ist auf dem 1%-Niveau signifikant.

---

24 Im qualifizierten Mittelbau besitzen geschlechtsunabhängig zwei Drittel der Beschäftigten einen befristeten Arbeitsvertrag.

25 Vgl. die Tabellen zu Befristung und beruflicher Position im Anhang.

Die Ergebnisse zum Beschäftigungsverhältnis der Befragten haben zweierlei gezeigt: Die Verträge der befristet beschäftigten Medizinerinnen weisen deutlich kürzere Laufzeiten auf als die von Medizinern. Dies gilt insbesondere für die gehobenen Positionen. Während Mediziner in leitender Funktion überwiegend Verträge auf Lebenszeit erhalten, sind Medizinerinnen dagegen zu mehr als einem Drittel auf befristete, prekäre Beschäftigungsverhältnisse verwiesen.

Gewünschte Arbeitszeitregelung
Die Arbeitszeit von Ärztinnen und Ärzten an Kliniken ist in der Regel überdurchschnittlich hoch. An die reguläre Arbeitszeit schließen sich oftmals zusätzliche Dienste an, die z.T. bis zum Beginn des nächsten Arbeitstages dauern. Krankenhausärztinnen und -ärzte sind dadurch nicht nur einer enormen Belastung ausgesetzt, sondern haben darüber hinaus wenig Freizeit zur Verfügung, in der sie sich beispielsweise ihren Partnerschaften und Familien widmen können. Es scheint daher naheliegend, daß bei den Befragten der Wunsch nach einer Verringerung ihrer Arbeitszeit besteht. Läßt sich dies jedoch empirisch nachweisen?

Interesse an einer geringeren Arbeitszeit besteht weit weniger als zu erwarten wäre. Auf die Frage nach der gewünschten Arbeitszeitregelung gibt die Hälfte der Befragten 'Vollzeit und zusätzliche Dienste' an und bevorzugt damit eine Arbeitszeitregelung, wie sie in den klinischen Bereichen medizinischer Arbeit ohnehin üblich ist. Folglich wird die hohe arbeitszeitliche Belastung von der Hälfte der Befragten nicht nur akzeptiert, sondern sogar gewünscht. Etwas geringer ist der Anteil an Personen, die eine reine 'Vollzeitbeschäftigung ohne zusätzliche Dienste' anstreben (41,4%). Teilzeitbeschäftigung hält dagegen nur jede zehnte der befragten Personen für optimal.

Werden diese Befunde nach Geschlecht aufgeschlüsselt, zeigen sich deutliche, hoch signifikante Differenzen in den Wünschen von Medizinerinnen und Medizinern: Während sich fast 60% der Männer Vollzeit plus zusätzliche Dienste vorstellen, ist der entsprechende Anteil unter den Frauen nur etwa halb so groß. Dafür übersteigt der Anteil von Frauen, die vollzeitbeschäftigt sein wollen, ohne zusätzliche Dienste abzuleisten, den der Männer um acht Prozentpunkte (46,7% bzw. 38,9%). Es sind somit vorwiegend Mediziner an Arbeitszeiten interessiert, die über eine Beschäftigung mit regulärem Stundenumfang hinausgehen.

Demgegenüber besteht der Wunsch nach Teilzeitbeschäftigung im medizinischen Bereich fast ausschließlich auf seiten der Frauen: Nur eine verschwindend geringe Zahl der Männer (4,1%) wünscht sich eine Teilzeitbeschäftigung, während immerhin ein Viertel der Frauen (25,7%) dieses Beschäftigungsverhältnis für optimal hält. Am stärksten zeigen sich geschlechtsdifferente Interessen somit in bezug auf Teilzeitbeschäftigung.

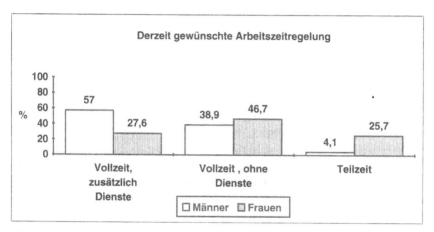

Abb. 23: Gewünschte Arbeitszeitregelung
Angaben in %, n = 679 (Keine Angabe = 41, Cramer' s V = .37, p < .01, **)

Die an den Kliniken üblichen Arbeitszeiten kommen somit höchst einseitig den Interessen einer Gruppe von Beschäftigten entgegen, während die Vorstellungen anderer unberücksichtigt bleiben.

In einem weiteren Analyseschritt sollen ausschließlich die 73 Personen betrachtet werden, die eine Teilzeitbeschäftigung anstreben. Auf die Frage nach der gewünschten wöchentlichen Arbeitszeit ergeben sich bei einem Vergleich der Mittelwerte signifikante Unterschiede in der genannten Stundenzahl bei Teilzeitbeschäftigung: Frauen (n=55) wünschen mit etwa 24 Stunden pro Woche eine im Durchschnitt um etwa fünf Stunden geringere Arbeitszeit als Männer (n=18), die ihrerseits knapp 29 Wochenarbeitsstunden nennen. Hier sind die bereits angedeuteten Tendenzen deutlich sichtbar: Wenn Mediziner überhaupt an Teilzeitbeschäftigung interessiert sind, streben sie nur eine geringfügige Reduktion der regulären Arbeitszeit an. Bei den Frauen bedeutet Teilzeitarbeit dagegen überwiegend eine regelrechte Halbierung der Arbeitszeit.

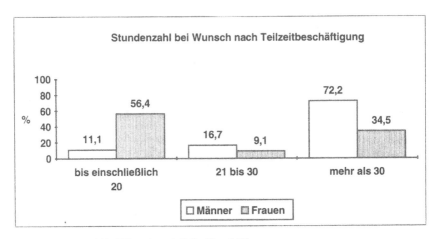

Abb. 24: Stundenzahl bei Wunsch nach Teilzeitbeschäftigung
Angaben in %, n = 73 (Keine Angabe = 1, TNZ = 646, Phi = -.42, p < .05 *)

Diese Ergebnisse lassen erwarten, daß die Forderung nach Teilzeitarbeitsplätzen, wie sie durch Vereinigungen von Ärztinnen[26] vertreten wird, nur in geringem Umfang auf Unterstützung von männlicher Seite rechnen kann. An dieser Stelle gehen die Interessen der Geschlechter deutlich auseinander. Inwieweit der unterschiedliche familiale Hintergrund dabei eine Rolle spielen mag, soll anschließend ausführlich thematisiert werden. An dieser Stelle genügt der Hinweis, daß Männer im Gegensatz zu Frauen in der Regel von Haushaltstätigkeiten entlastet und von der Kinderbetreuung freigestellt werden, im Gegenzug aber stärker auf ihr Einkommen angewiesen sind, da sie in höherem Maße als ihre Kolleginnen mit einkommensschwachen Partnerinnen zusammenleben. Das geringe Interesse von Medizinern an verringerten Arbeitszeiten wird zwar nicht ausschließlich, u.a. aber auch durch diesen Faktor mitbegründet sein.

2.3.2. Forschungstätigkeit
Im medizinischen Bereich werden wissenschaftliche Projekte, also Forschungs- und Qualifikationsarbeiten (Promotion, Habilitation), zum großen Teil außerhalb der regulären Arbeitszeit, in den Abend- und Nachtstunden sowie an Sonn- und Feiertagen durchgeführt. Um den Umfang der daraus

---

26 Vgl. etwa Marburger Bund (Hg.) (1985:32ff).

erwachsenden Belastung abschätzen zu können, ist die Betrachtung der für Forschungs- und Qualifikationsarbeiten aufgewendeten Wochenarbeitsstundenzahl aufschlußreich.

Zunächst ist festzustellen, wieviele der befragten Personen überhaupt von Forschungtätigkeiten dieser Art betroffen sind. Mit 70,1% geben weit mehr als zwei Drittel der Befragten an, außerhalb der regulären Beschäftigungszeiten forschend tätig zu sein. Wissenschaftliches Arbeiten in freien Stunden stellt an den untersuchten Kliniken folglich die Regel dar. Zugleich findet sich ein mäßig ausgeprägter signifikanter Zusammenhang zwischen Geschlecht und Forschungtätigkeit: Männer geben häufiger als Frauen an, in Forschungsaktivitäten eingebunden zu sein: Drei Viertel der Mediziner sind ihren Angaben zufolge in ihrer Freizeit forschend aktiv, während dasselbe lediglich für etwas mehr als die Hälfte der Medizinerinnen gilt.

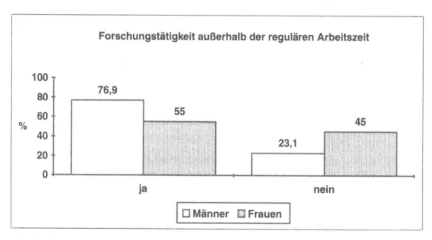

Abb. 25: Forschungstätigkeit außerhalb der regulären Arbeitszeit
Angaben in %, n = 710 (Keine Angabe = 10, Phi = .22, p < .01, **)

Wie die weiteren Befunde der Untersuchung zeigen, unterscheiden sich Frauen und Männer nicht nur im Hinblick darauf, ob sie außerhalb der Arbeitszeit Forschungstätigkeiten nachgehen, sondern auch in bezug auf den zeitlichen Umfang, den sie jeweils dafür aufwenden. Insgesamt geben die Befragten an, durchschnittlich zehn Stunden ihrer Freizeit wöchentlich mit Forschungstätigkeiten beschäftigt zu sein. Mediziner verbringen dabei eigenen Angaben zufolge 11,3 Stunden pro Woche mit Forschungstätigkeiten.

Dies sind fast zwei Stunden mehr als bei ihren Kolleginnen[27]. Deren durchschnittliche außerdienstliche Forschungstätigkeit beträgt lediglich 9,4 Stunden wöchentlich. Somit sind zwei geschlechtsdifferenzierende Faktoren
deutlich geworden: Zum einen gehen Mediziner in höherem Maße Forschungsaktivitäten nach und verwenden zum anderen durchschnittlich mehr
Zeit darauf als Medizinerinnen.

Welche beruflichen Rahmenbedingungen bestehen bei den Personen, die
ihren Angaben zufolge forschend tätig sind – unabhängig davon, ob sie
innerhalb oder außerhalb ihrer Arbeitszeit in dieser Form wissenschaftlich
arbeiten? Dieser Komplex wurde durch Items operationalisiert, die nach den
Bedingungen der Forschungstätigkeit fragen sowie danach, ob für Forschung
durch die Institutsleitung Entlastungen von klinischer und dienstlicher Arbeit
eingeräumt werden.

Zunächst wurde nach der Gewährung dienstlicher Freistellungen für
Forschungstätigkeiten gefragt. Für dieses Item waren die Antworten 'ja', 'aus-
nahmsweise', 'nein' und 'bin nicht forschend tätig' vorgegeben. 'Nicht
forschend tätig' waren ihren Angaben zufolge fast zwei Drittel der Medizinerinnen. Sie waren aus diesem Grunde auch nicht auf Freistellungen angewiesen. Bei den Medizinern ist der Anteil der Nicht-Forschenden mit etwa einem
Zehntel deutlich geringer.

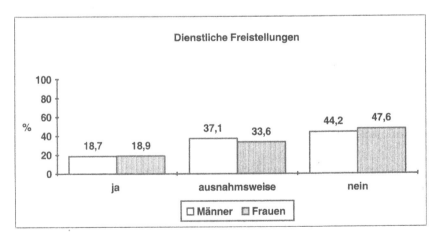

Abb. 26: Gewährung dienstlicher Freistellungen, nur forschend Tätige
Angaben in %, n = 550 (Cramer's V = .03, p > .05, n.s.)

---

27 Der festgestellte Unterschied der Mittelwerte ist auf dem 5%-Niveau signifikant.

Bei den Forschenden ergeben sich folgende Befunde: Grundsätzliche Freistellungen kommen beiden Geschlechtern gleichermaßen zugute: 18,7% der Männer und 18,9% der Frauen geben an, Freistellungen in jedem Fall erhalten zu haben. Mit 33,6% wurden Freistellungen 'in Ausnahmefällen' den Frauen etwas seltener gewährt als ihren männlichen Kollegen mit 37,1%. Unter den Personen, die keine Freistellungen erhielten, befinden sich mit 44,2% anteilig etwas weniger Männer als Frauen mit 47,6%. Diese Differenzen sind allerdings so geringfügig, daß von einem Zusammenhang zwischen Geschlecht und dienstlicher Freistellung nicht gesprochen werden kann. Frauen und Männer stoßen hinsichtlich dienstlicher Freistellungen für Forschungsaktivitäten folglich auf vergleichbare Bedingungen.

Der Besuch von medizinischen Tagungen und Kongressen ist unter Karrieregesichtspunkten im Wissenschaftssystem in vielerlei Hinsicht bedeutsam. Neben der Vermittlung von Fachwissen stellen Tagungen ein Forum des Wissenschaftsbetriebs dar, in das Neulinge (als 'Schülerin', 'Schüler' von ...) eingeführt werden und auf dem etablierte Forschende sich erneut profilieren können.[28] So ist es dort etwa möglich, fachliche Kontakte zu knüpfen und zugleich berufliche soziale Netzwerke aufzubauen und zu erweitern. Die Integration in diese Art der sozialen Netzwerke eröffnet Ressourcen wie z.B. das Wissen um offene Stellen und Bewerbungschancen.

Inwieweit nutzen die befragten Medizinerinnen und Mediziner diese Foren? Um dies herauszufinden, wurde erfragt, ob und wieviele Tagungen und Kongresse im Befragungsjahr[29] besucht wurden. Prozentual fast doppelt so viele Frauen wie Männer geben an, keine Tagungen oder Kongresse im Befragungsjahr besucht zu haben (16,0% bei den Frauen, 8,4% bei den Männern). Somit konnte ein größerer Prozentsatz von Frauen diese Foren nicht zum Ausbau fachlicher Erfahrung und beruflicher Netzwerkpflege nutzen.

Unterscheiden sich die Geschlechter auch im Hinblick auf die Häufigkeit, mit der Tagungen und Kongresse besucht werden? Auch hier ist die Antwort recht eindeutig: Die Frauen- und Männeranteile unterscheiden sich statistisch hoch signifikant. Die durchschnittliche Anzahl der besuchten Veranstaltungen für sämtliche Befragten beträgt 3,9 im Befragungsjahr. Der Mittelwert für Mediziner liegt bei 4,3 Veranstaltungen, für Medizinerinnen hingegen nur

---

28 Vgl. dazu Bourdieu (1983).
29 1. Januar 1993 bis zum Befragungsdatum Anfang Oktober 1993.

bei 2,8[30]. Im untersuchten Zeitraum besuchten Frauen demzufolge fast zwei Veranstaltungen weniger als ihre männlichen Kollegen.

Veranstaltungen dieser Art zu besuchen ist nur zu einem gewissen Grad von der persönlichen Motivation abhängig. Eine wichtige Rolle spielt hierbei die private und berufliche Belastung. Dienstliche Freistellungen entlasten von den beruflichen Verpflichtungen und ermöglichen zugleich, daß sich der Besuch berufsqualifizierender Veranstaltungen nicht negativ im privaten Bereich auswirkt, da hierfür keine Urlaubstage verwendet werden müssen. Inwieweit Frauen im Vergleich zu Männern von solchen Freistellungen profitieren konnten, zeigt das folgende Schaubild.

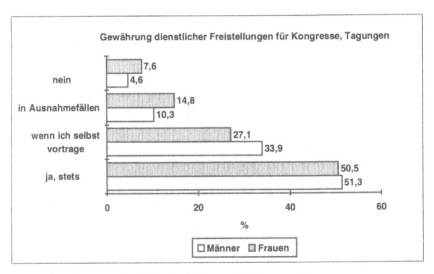

Abb. 27: Gewährung von dienstlichen Freistellungen für Kongresse, Tagungen
nur Personen, denen dies bekannt ist, Angaben in %, n = 688 (Cramer's V = .10, p > .05 n.s. – auf dem 10%-Niveau signifikant)

Knapp 50% der Befragten, unabhängig vom Geschlecht, erhielten stets dienstliche Freistellungen und damit in dieser Hinsicht günstige berufliche Rahmenbedingungen. 27,1% der Frauen wurden dienstliche Freistellungen nur dann gewährt, wenn sie selbst vortrugen. Bei den Männern liegt der entsprechende Anteil bei 33,9%. Unter den Frauen ist andererseits der Anteil von Personen größer, die entweder nur in Ausnahmefällen oder gar nicht

---

30 Mittelwertdifferenz = .1,5**.

dienstlich freigestellt wurden. Festzustellen ist demnach: Dienstliche Freistellungen werden zwar der Hälfte der Befragten gewährt, bei der anderen Hälfte
zeigen sich jedoch auf der deskriptiven Ebene etwas andere Schwerpunkte:
'Gar nicht' oder 'nur in Ausnahmefällen' werden häufiger Frauen als Männern
freigestellt. Männer erhalten dienstliche Freistellungen dagegen eher dann,
wenn sie selbst auf der Veranstaltung vortragen.

Ebenfalls entscheidend für die Qualifikation und Reputation im wissenschaftlichen Bereich ist die Möglichkeit, die Ergebnisse der Forschungstätigkeit einer breiten akademischen Öffentlichkeit vorzustellen. Um zu ermitteln,
wie häufig die Befragten entsprechende Gelegenheiten nutzen (konnten),
wurden sie nach der Anzahl der im Befragungsjahr gehaltenen Vorträge gefragt.[31] Immerhin 41,5% der befragten Medizinerinnen geben an, einen Vortrag gehalten zu haben. Dieser Anteil liegt jedoch bei den Männern um ca.
zwanzig Prozentpunkte höher. Dagegen haben nur 37,7% der befragten Mediziner im Jahr der Befragung keinen eigenen Vortrag gehalten. Bei den
Frauen sind dies sogar fast zwei Drittel.

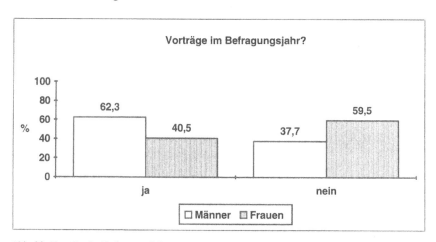

Abb. 28: Vorträge im Befragungsjahr
Angaben in %, n = 711 (Keine Angabe = 9, Phi = -.20, p < .01,**)

Aber nicht nur im Hinblick darauf, ob überhaupt Vorträge gehalten
wurden, finden sich zwischen den Geschlechtern relevante Unterschiede.

---

31 In der Zeit vom 1. Januar bis Oktober 1993.

Differenzen bestehen auch, wenn nur die Personen betrachtet werden, die vorgetragen haben. Die durchschnittliche Differenz der Anzahl von Vorträgen bei Männern und Frauen beträgt 1,6 und ist damit hoch signifikant. Während die Mediziner im vorgegebenen Zeitraum von fast einem Jahr durchschnittlich etwa vier Vorträge gehalten haben, beträgt der Wert bei den Frauen nur 2,6.

Neben Vorträgen sind Veröffentlichungen ein elementarer Bestandteil wissenschaftlicher Karrieren. Unter diesem Gesichtspunkt sind sie für die vorliegende Untersuchung von Interesse, auch wenn nicht alle der befragten Ärztinnen und Ärzte einen wissenschaftlichen Werdegang anstreben. Der Vergleich der Publikationshäufigkeit nach Geschlecht zeigt einen hochsignifikanten Effekt: Der Anteil von Männern, die innerhalb des Befragungsjahres wenigstens eine Arbeit publiziert haben, ist um dreißig Prozentpunkte höher als bei den Frauen (74,1% zu 45,2%).

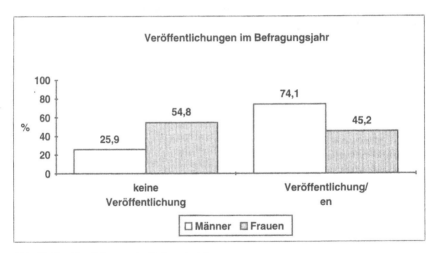

Abb. 29: Veröffentlichungen im Befragungsjahr
Angaben in %, n = 712 (Keine Angabe = 8, Phi = -.28, p < .01, **)

Die Aufschlüsselung nach verschiedenen Veröffentlichungsarten ergibt bei den Personen, die publiziert haben, im einzelnen: 16,8% haben als SeniorautorIn und 77,4% als MitautorIn publiziert. 11% geben an, HerausgeberIn oder MitherausgeberIn gewesen zu sein.[32] Bei den Veröffentlichungen als

---

32 Mehrfachnennungen waren bei der Beantwortung möglich.

(Mit-)HerausgeberIn sowie bei den Veröffentlichungen als MitautorIn zeigt sich kein signifikanter geschlechtstypischer Effekt. Die Befragten waren unabhängig vom Geschlecht gleich häufig (Mit-)HerausgeberIn (11,0%) bzw. MitautorIn (77,4%). In der für den fachlichen und wissenschaftlichen Betrieb bedeutsamsten Publikationsart, nämlich der Erst- bzw. AlleinautorInnenschaft, zeigen sich gleichwohl deutliche Differenzen zwischen den Geschlechtern: Während drei Viertel der Männer auf diese Weise veröffentlichen konnten, hat nur knapp die Hälfte der Frauen entsprechend publiziert.

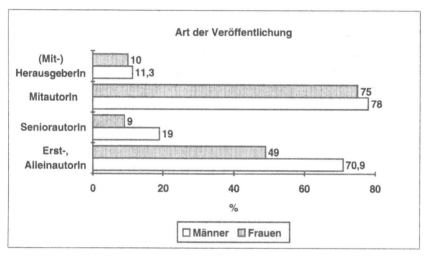

Abb. 30: Veröffentlichungsart
Angaben in %, Mehrfachnennungen möglich, nur Befragte mit Veröffentlichungen, n = 464

Insgesamt gingen die befragten Mediziner in größerer Zahl als die Medizinerinnen außerhalb der regulären Arbeitszeit wissenschaftlichen Tätigkeiten nach, besuchten eher berufsqualifizierende Veranstaltungen und veröffentlichten in stärkerem Maße und dies insbesondere in der am meisten angesehenen Kategorie der AlleinautorIn. Während bei Publikationen zwischen den Geschlechtern deutliche Differenzen hervortreten, stellen sich die Bedingungen wissenschaftlicher Tätigkeit, soweit sie dienstliche Freistellungen betreffen, als gleichartig dar. Bedeutet dies, daß die Strukturen an den Kliniken Personen begünstigen, die über die regulären Beschäftigungszeiten hinaus wissenschaftlich tätig sind? Die Befragungsergebnisse haben gezeigt, daß es sich hierbei vorwiegend um Mediziner handelt. Daß ein solches

Engagement nicht voraussetzungslos ist, sondern beispielsweise mit Entlastungen im familialen Bereich einhergeht, wird ausführlicher im dritten Kapitel dargestellt.

2.3.4. Gesundheitsstrukturgesetz (GSG) 1993

Etwa ein dreiviertel Jahr vor dem Beginn der vorliegenden Untersuchung trat
das Gesundheitsstrukturgesetz 1993 in Kraft. Das Gesetz strukturiert verschiedene Bereiche des Gesundheitssystems um, wodurch vor allem Kosten-
reduktionen im Gesundheitswesen erreicht werden sollten. Hierzu dienen
Maßnahmen wie beispielsweise die Budgetierung der Krankenhauskosten
und die Einführung sowohl eines Festbetrags als auch einer Positivliste für
Arzneimittel. Aufgrund der Einsparungsmaßnahmen stieß das Gesetz bei
seiner Einführung auf Protest – inwiefern dieser begründet war, muß an
dieser Stelle allerdings unbeantwortet bleiben. Welche konkreten Veränderungen das Gesetz bewirken könnte, zeichnete sich weder zum Befragungszeitpunkt noch zur Zeit der Konzeption der vorliegenden Untersuchung
in allen Einzelheiten ab.

Im Zuge der Neuregelungen wurden vor allem geschlechtsspezifische
Nachteile für Ärztinnen befürchtet. So wurde etwa auf dem Ärztetag 1993
argumentiert, daß die Budgetierung der Krankenhauskosten, die sogenannte
Deckelung, schwangerschaftsbedingte Mehrkosten nicht berücksichtige, so
daß die Einstellung von Ärztinnen für Krankenhäuser ein potentielles
Kostenrisiko darstelle.[33] In bezug auf die Niederlassung in freier Praxis
wurden insbesondere Benachteiligungen im Zuge der durch das Gesundheitsstrukturgesetz verschärften Niederlassungsbeschränkung erwartet: In zulas-
sungsbeschränkten Bezirken, d.h. Bezirken mit hoher Arztdichte, sollte die
Besetzung von Arztsitzen nur noch durch Einzelpersonen erfolgen, so daß
Teilzeitarbeit und Job-Sharing dabei nicht als Möglichkeiten vorgesehen
waren. Die Zulassung von Arztsitzen sollte zudem nach bestimmten Kriterien
erfolgen (Approbationsalter, Dauer der ärztlichen Berufsausübung nach der
Gebietsanerkennung). Es wurde befürchtet, daß sich die Beschäftigungschancen von Ärztinnen verschlechtern würden, da Kinderbetreuungs- und

---

33 Hier sind Kosten gemeint, die einer Klinik während der Schwangerschaft einer Ärztin entste-
hen, und nicht etwa Kosten, die im Zusammenhang mit dem Erziehungsurlaub anfallen. Für
Ausfallzeiten, die durch den Erziehungsurlaub bedingt sind, erhalten die Kliniken Ersatz.

Erziehungszeiten bei einer solchen Regelung als Ausfallzeiten einen unüber-
sehbaren Nachteil darstellen. Da sich Erziehungszeiten nach wie vor fast ausschließlich im weiblichen Lebenslauf finden, stiften sie Ungleichzeitigkeiten
zwischen den Geschlechtern, die Frauen in die schlechtere Ausgangslage ver-
setzen.[34] Insgesamt wurde angenommen, daß sich die Neuregelungen in der
Praxis bei Personalentscheidungen gegen Frauen richten würden.

Inwieweit werden selektive Folgen dieser Art von den Betroffenen selbst
befürchtet? Um dies festzustellen, wurde zunächst gefragt: 'Glauben Sie, daß
das GSG Nachteile eher für Frauen oder eher für Männer mit sich bringt?'
Die Antworten der Befragten konzentrieren sich bei den Antwortvorgaben
'weiß nicht' und 'Frauen'. Fast zwei Drittel der Befragten sehen durch das
GSG weder Frauen noch Männer besonders betroffen. Während weniger als
fünf Prozent glauben, Mediziner hätten größere Nachteile zu erwarten als
Medizinerinnen, schätzen 37,9% der Befragten die negativen Folgen für
Frauen stärker ein.

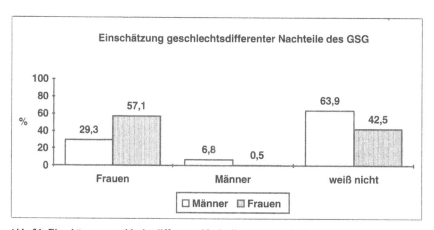

Abb. 31: Einschätzung geschlechtsdifferenter Nachteile durch das GSG
Angaben in %, n = 704 (Keine Angabe = 16, Cramer's V = .28, p < .0.01, **)

Interessanterweise zeigt sich bei der Beantwortung dieser Frage ein
geschlechtypisches Antwortverhalten. Die Antworten spiegeln einen signifikanten Effekt des Geschlechts auf die Wahrnehmung von potentiellen

---

34 Vgl. dazu auch die Anträge zur Arbeitssituation von Ärztinnen auf dem Deutschen Ärztetag
   am 8. Mai 1993 in Bundesärztekammer (Hg.) (1993:17ff).

geschlechtsdifferenten Folgen des Gesundheitsstrukturgesetzes: Die befragten
Männer geben zu mehr als zwei Dritteln an, nicht zu wissen, ob das Gesundheitsstrukturgesetz eher für Frauen oder eher für Männer berufliche Nachteile
bedeuten wird. Bei den Frauen ist der Anteil unentschiedener Personen bedeutend niedriger (42,5%). Entsprechend nehmen beinahe zwei Drittel der
Frauen an, daß Frauen eher Nachteile zu erwarten haben. Dasselbe gilt
jedoch nur für ein Drittel der Männer. Die befragten Medizinerinnen glauben
demnach in weit stärkerem Maße als ihre Kollegen, daß sie nicht nur die
geschlechtsunspezifischen Nachteile des Gesetzes für ihre berufliche Entwicklung berücksichtigen müssen, sondern darüber hinaus mit geschlechtsspezifisch negativen Folgen des Gesetzes zu rechnen haben.

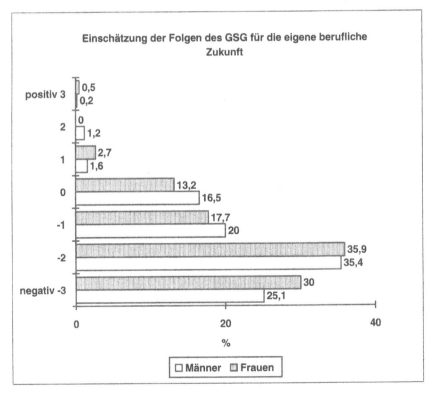

Abb. 32: Einschätzung der Folgen des GSG für die eigene berufliche Zukunft
Angaben in %, n = 706 (Kein Angabe = 14, Pearson's R= -.06, p > .05, n.s.)

Bezüglich der Frage 'Welche Konsequenzen des GSG sehen Sie für Ihre eigene berufliche Zukunft' geben die Befragten mehrheitlich eine pessimistische Prognose ab: Auf einer siebenpoligen Skala von 'sehr negativ' (-3) bis 'sehr positiv' (+3) schätzt ein Viertel die Folgen des Gesundheitsstrukturgesetzes als 'sehr negativ' für die eigene berufliche Zukunft ein. Dabei ist der Anteil von Frauen (30%) mit dieser Bewertung höher als bei den Männern (25,1%). Etwas weniger negative Konsequenzen (-2) erwarten 35% der Männer und Frauen.

Günstig schätzt hingegen nur ein geringer Teil der Befragten die eigene berufliche Zukunft nach Inkrafttreten des Gesundheitsstrukturgesetzes ein: 'Eher positive' (+1) Folgen sehen 16,5% der Männer und 13,2% der Frauen. 'Positive' (+2) bzw. 'sehr positive Folgen' (+3) werden kaum erwartet.

Diese pessimistische Einschätzung geht auch aus der Berechnung des Mittelwertes für die Antworten auf diese Frage hervor. Auf dem siebenstufig vorgegebenen Antwortschema ergibt sich ein Mittelwert von 2,3. Dieser befindet sich somit zwischen den beiden negativen Extremen der vorgegebenen Antwortmöglichkeiten. Dabei sind die Unterschiede in den Prognosen von Frauen mit 2,2 und Männern mit 2,4 statistisch nicht signifikant, d.h. die pessimistische Einschätzung wird von beiden Geschlechtern ungefähr in gleichem Maße geteilt.

Eine pessimistische Einschätzung beruflicher Aussichten muß de facto jedoch nicht mit Betroffenheit und Restriktionserfahrungen einhergehen. Um herauszufinden, wieviele Personen tatsächlich in absehbarer Zeit von den Neuregelungen durch das GSG betroffen sein würden, wurde nach den Absichten zur Niederlassung in freier Praxis gefragt: 21 (3%) der befragten 720 Personen haben bereits vor Inkrafttreten des GSG die Niederlassung in freier Praxis beantragt. Sie fallen damit nicht mehr unter die neuen Regelungen zur Niederlassung. Aufgrund der geringen Zahl von Betroffenen werden zu dieser Personengruppe keine weiteren Auswertungen vorgenommen.

Ca. 15% der Befragten (111 Personen) geben an, daß sie vor Inkrafttreten des Gesundheitsstrukturgesetzes eine Niederlassung in freier Praxis geplant hatten. Dieser Personenkreis ist insofern direkt vom Gesundheitsstrukturgesetz betroffen, als das GSG in einigen Bereichen die Niederlassungsfreiheit einschränkt. Bei der relativ allgemeinen Frage nach der Niederlassungsabsicht zeigen sich geschlechtypische Unterschiede und damit auch geschlechtsdifferente Folgen des GSG. So geben prozentual etwas weniger

Frauen als Männer an, definitiv Niederlassungsabsichten gehabt zu haben
(16,5% zu 13,6%), und es finden sich weitaus mehr Frauen, die diesbezüglich
noch keine konkreten Pläne haben: Ein Drittel der Frauen (33,0%), aber nur
etwa ein Fünftel der Männer (22,4%) hat bisher weder eine Niederlassung
angestrebt noch konkret für sich abgelehnt. Bei den Personen, deren berufliche Planung eine Niederlassung definitiv ausschließt, ist wiederum der Anteil der Männer prozentual höher als der der Frauen (61,0% zu 53,4%).

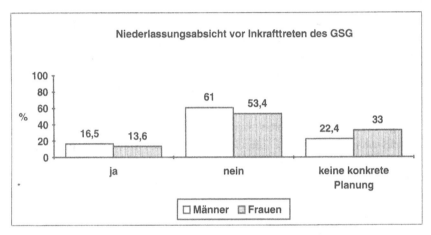

Abb. 33: Niederlassungsabsichten vor Inkrafttreten des GSG
Angaben in %, n = 711 (Keine Angabe = 9, Cramer's V = .11, p < .01,**)

Diejenigen, die bis zum 31.1.1993 noch keinen Antrag auf Niederlassung
gestellt hatten, wurden zunächst gefragt, wie sie ihre Chance für eine – spätere – Niederlassung einschätzen. Vorgegeben war eine fünfpolige Antwort-
skala von 'sehr gut' (1) bis 'sehr schlecht' (5). Die Mehrheit der Befragten
beurteilt ihre Chancen auf Niederlassung nach dem Inkrafttreten des GSG als
'ziemlich schlecht' bzw. 'sehr schlecht' (42,6% bzw. 38,9%). In dieser Bewertung unterscheiden sich die Geschlechter nicht: Für Medizinerinnen und für
Mediziner ergibt sich bei dieser Frage ein Mittelwert von 4,2 bzw. 4,1.

Es bestand die Befürchtung, daß die Niederlassungsbeschränkungen des
Gesundheitsstrukturgesetzes 1993 die Übernahme von Praxen, wie etwa die
der elterlichen Praxis, oder den Einstieg in Gemeinschaftseinrichtungen, wie
beispielsweise in die des Partners oder der Partnerin, in bestimmten Bezirken
erschweren könnten. Aus diesem Grunde ist zunächst von Interesse, wie groß

die Gruppe von Befragten mit entsprechenden Übernahme- bzw. Einstiegsplänen ist. Die Befunde zeigen, daß knapp ein Fünftel der Befragten (18,6%)
die Übernahme einer bestimmten Praxis bzw. den Einstieg in eine Gemeinschaftspraxis konkret geplant hat, insofern also direkt von den Regelungen
des GSG betroffen ist.

Der Anteil von Frauen, die den Einstieg in eine Gemeinschaftspraxis
planen, erweist sich um fünf Prozentpunkte höher als bei den Männern
(18,3% vs. 13,6%). In der Überlegung, eine bestimmte Praxis (z.B. die der
Eltern) zu übernehmen, unterscheiden sich die Geschlechter hingegen nicht.
Insgesamt geben nur 3,6% der Befragten an, entsprechende Pläne gehabt zu
haben. Die überwiegende Zahl der Befragten muß sich folglich noch nicht
konkret mit Problemen auseinandersetzen, die im Zuge von Neuregelungen
des Gesundheitsstrukturgesetzes auftreten, da sie weder Praxisübernahme
noch Einstieg in eine Gemeinschaftspraxis beabsichtigt haben.

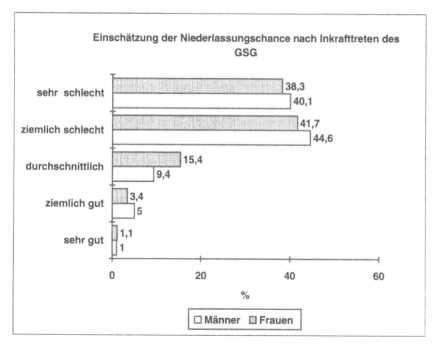

Abb. 34: Einschätzung der Niederlassungschance nach Inkrafttreten des GSG
Angaben in %, n = 638 (Keine Angabe = 52, TNZ = 30, Pearson's R= .03, p > .05, n.s.)

Befragte mit konkreten Übernahme- bzw. Einstiegsplänen wurden gefragt, welche Arbeitszeitregelung sie sich vorgestellt hatten, ob sie geplant
hatten, voll oder teilzeit zu arbeiten. Das Gesundheitsstrukturgesetz kann in
diesem Bereich restriktiv wirken, weil es in niederlassungsbeschränkten Bezirken auf neu zu besetzenden Arztstellen weder Teilzeitbeschäftigung noch
Job-Sharing ohne weiteres zuläßt. Daß sich diese Regelung geschlechtstypisch auswirken würde, war wahrscheinlich, da – wie bereits gezeigt wurde
– fast ausschließlich Medizinerinnen an Teilzeitmodellen interessiert sind. So
wurde bei Personen mit konkreten Übernahme- bzw. Einstiegsplänen
dezidiert nachgefragt, ob und inwieweit der Wunsch bestand, in der neuen
Praxis mit reduzierter Stundenzahl tätig zu werden.

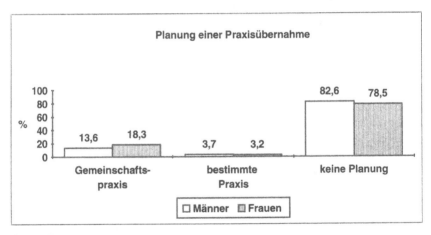

Abb. 35: Übernahme- bzw. Einstiegspläne in bezug auf eine bestimmte Praxis
Angaben in %, n = 703 (Keine Angabe = 17, Cramer' s V = .06, p > .05, n.s.)

Bei den befragten Frauen und Männern ist der Anteil von Personen, die
über ihre Arbeitszeitgestaltung noch keine konkreten Vorstellungen haben, in
etwa gleich groß (ca. 7%). Ca. ein Viertel wollte am liebsten teilzeit arbeiten
(26,4%). Hierbei zeigt sich indes ein deutlicher Unterschied zwischen den
Geschlechtern – den Befunden in bezug auf den derzeitigen Arbeitszeitwunsch vergleichbar: Die befragten Männer entscheiden sich zu fast 87% für
eine Vollzeitbeschäftigung. Mit 6,1% gibt nur ein verschwindend geringer
Teil den Wunsch nach Teilzeitbeschäftigung an. Deutlich weichen hiervon
die Vorstellungen der Ärztinnen ab: Etwa jede zweite (61,7%) wollte nach

dem Einstieg in eine Praxis teilzeit arbeiten. Restriktive Regelungen im Hinblick auf eine Teilzeitbeschäftigung in freier Praxis gehen folglich zu Lasten von Frauen, da diese sich in weit größerem Maße eine entsprechende Arbeitszeitregelung wünschen.

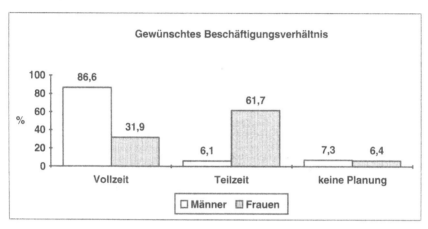

Abb. 36: Gewünschtes Beschäftigungsverhältnis
Angaben in %, n = 129 (Keine Angabe = 2, TNZ = 589, Cramer's V = .61, p<.01,**)

Personen mit Teilzeitarbeitswunsch wurden zudem gefragt, welchen zeitlichen Umfang ihre Teilzeittätigkeit annehmen sollte. Im Mittelwertvergleich der angegebenen Stunden unterscheiden sich die befragten Frauen von den Männern hinsichtlich der gewünschten Teilzeitarbeitszeit um durchschnittlich 2,6 Stunden: Bei den 27 Medizinerinnen beträgt der Mittelwert 24,4 Wochenarbeitsstunden, bei den 5 Medizinern 27,0.[35]

Werden statt der Mittelwerte die offen erfragten Angaben zur gewünschten Stundenzahl im Detail betrachtet, läßt sich eine zweigipfelige Verteilung erkennen: Die häufigsten Nennungen zeigen sich bei 20 und bei 30 Stunden gewünschter Beschäftigungszeit. Mehr als die Hälfte der Männer mit Wunsch nach Teilzeitbeschäftigung gibt eine Arbeitszeit von 30 Stunden an, etwa jeder zehnte nennt 35 Stunden. Nur ein Drittel wollte 20 Stunden arbeiten. Im Gegensatz dazu bevorzugen 43,5% der Frauen mit Teilzeitarbeitswunsch 20 Stunden wöchentlicher Arbeitszeit, und nur 37% nennen 30 Stunden. Keine der befragten Frauen gibt 35 Stunden als Arbeitszeitwunsch an.

---

35 Dieser Unterschied ist jedoch aufgrund der geringen Fallzahlen statistisch nicht signifikant.

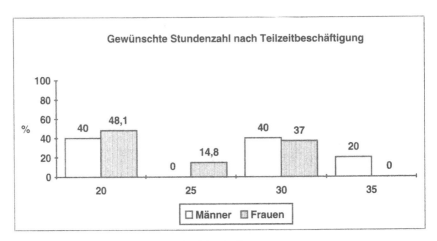

Abb. 37: Gewünschte Stundenzahl bei Teilzeitbeschäftigung
Angaben in %, n = 32 (Keine Angabe = 2, TNZ = 686, Pearson's R = -.19, p > .05, n.s.)

Teilzeit bedeutet demnach auch im Hinblick auf die Tätigkeit in freier
Praxis für die Geschlechter Unterschiedliches: Zum einen gibt nur ein verschwindend geringer Teil der Männer mit Übernahme- bzw. Einstiegsplänen
überhaupt den Wunsch nach Teilzeitbeschäftigung an, während immerhin ein
Drittel der Medizinerinnen eine solche Arbeitszeitregelung bevorzugt. Diese
Frauen streben zum anderen eher die Halbierung der regulären Stundenzahl
an, wünschen also eine erhebliche Reduktion der Arbeitszeit. Dagegen stellen
sich die befragten Mediziner beim Wunsch nach Teilzeitarbeit offenbar nur
eine leichte Reduzierung der Arbeitsstunden vor. Regelungen, die die Möglichkeit zur Teilzeitbeschäftigung – ob im Krankenhaus und/oder in freier
Praxis – einschränken, müssen sich in diesem Sinne geschlechterdifferenzie-
rend auswirken, da sie allein den von Medizinerinnen vertretenen Vorstellungen entgegenstehen.

3. Zur familialen Situation

Partnerschaft kann in zweifacher Weise über den privaten Bereich hinaus wirken und auf Berufsverläufe Einfluß nehmen: Sie ist entweder förderlich, wenn auf der partnerschaftlichen Ebene Entlastung und Unterstützung gewährt werden, oder sie wirkt hindernd, wenn aus dem privaten Bereich zusätzliche Anforderungen oder Rücksichtnahmen erwachsen. Im traditionellen Rollenmodell[1], das Männern die Ernährerfunktion und Frauen die Bereiche Kinder und Haushalt zuweist, übernimmt die Ehefrau für den erwerbstätigen Mann eine Vielzahl von Tätigkeiten, die im Rahmen von Haushaltsführung, Kinderbetreuung und Pflege sozialer Kontakte anfallen, und unterstützt ihn darüber hinaus emotional. Als sogenannte 'Karrierebegleiterin' ermöglicht sie ihm die uneingeschränkte Konzentration auf die Erwerbsarbeit – wie es insbesondere für hochqualifizierte Berufe, die sogenannten "anderthalb Personen Berufe"[2], förderlich oder sogar notwendig ist.

Inwieweit finden sich solche traditionellen Geschlechterarrangements unter den Befragten? Abweichungen von diesen traditionellen Rollenmustern scheinen in der Untersuchungspopulation erwartbar, da das traditionelle Modell wenigstens von zwei Seiten her brüchig geworden ist: Zum einen ist kaum wahrscheinlich, daß sich Frauen im Zuge der Auflösung überkommener Geschlechtsrollenstereotype immer noch auf die alleinige Rolle als Hausfrau und Mutter festlegen lassen. Kann das Modell geschlechtsspezifischer Arbeitsteilung dennoch für die befragten Mediziner Gültigkeit beanspruchen? Zum anderen ist zu berücksichtigen, daß das traditionelle Modell auf Männer zugeschnitten (gewesen) ist. Inzwischen haben aber auch Frauen wie die befragten Medizinerinnen eine langwierige Ausbildung absolviert und sind im Rahmen ihrer beruflichen Tätigkeit hochgradig belastet. Ist es realistisch anzunehmen, daß diese Medizinerinnen von ihrem Partner in derselben Form unterstützt werden, wie es die traditionelle Arbeitsteilung für Männer vorsah? Oder ist nicht vielmehr anzunehmen, daß Frauen nach wie vor die Zuständigkeit für den privaten Bereich und dadurch zusätzliche Aufgaben zugewiesen werden?

---

1 Dieses Modell traditioneller geschlechtsspezifischer Arbeitsteilung hat in dieser Form nie für alle Schichten Geltung besessen. Aus ökonomischen Gründen war es z.B. für Familien der unteren Schichten nicht möglich, die Arbeitskraft der Ehefrau auf den Haushalt zu beschränken.

2 Vgl. Beck-Gernsheim (1989:68) und (1990:128).

Gesamtgesellschaftlich ist die Lage von Frauen und Männern auch im familialen Bereich noch immer durch Ungleichheit gekennzeichnet, obwohl sich traditionelle Geschlechtsrollenstereotype, die Frauen auf Familie, Kinderbetreuung und Haushaltstätigkeiten sowie Männer auf Beruf und öffentliche Sphäre festlegten, in den letzten Jahrzehnten aufzulösen beginnen. Veränderungen von normativen Vorstellungen und sozialen Einstellungen bedeuten jedoch nicht gleichzeitig auch eine Veränderung des aktuellen Verhaltens. So sind zwar inzwischen Vorstellungen über die Egalität der Geschlechter vorherrschend, gehen jedoch faktisch nicht unbedingt mit einer gleichberechtigten Aufgabenverteilung in Partnerschaften einher. Walter Hollstein schreibt dazu:

> Die rechtlichen und realen Voraussetzungen für die Lebensbedingungen der Frauen in Beziehung, Ehe und Familie haben sich in den vergangenen zwölf Jahren sukzessive verbessert. Unbestritten – in allen Untersuchungen – ist, daß sich das weibliche Rollenbild ebenso verändert hat wie das männliche; starre Rollenfixierungen sind nur noch in den Unterschichten und dort – in geballter Form – auch nur ganz unten anzutreffen. Trotzdem weisen auch diese Fortschritte noch nicht in Richtung Gleichstellung von Frau und Mann im häuslichen Bereich. Die den Frauen und Männern in Haushalt und Familie zugeschriebenen Aufgaben sind nach wie vor ziemlich eindeutig festgelegt. (Hollstein 1993:6)

Entsprechendes belegt Maria S. Rerrich:[3] Soziale Ungleichheiten bestimmen auch heute noch die Beziehungen der Geschlechter in Partnerschaften und Familien. So sind es fast ausschließlich Frauen, die der zusätzlichen Belastung durch Haushaltstätigkeiten nachkommen. Eine Reihe sozialwissenschaftlicher Untersuchungen[4] zeigt, daß für die Erledigung der Hausarbeit und die Betreuung von Kindern nach wie vor Frauen zuständig sind, sogar dann, wenn sie vollzeit berufstätig sind. Die Beteiligung der Partner ist unwesentlich, selbst wenn diese im Grunde für eine gleichberechtigte Arbeitsteilung im Haushalt eintreten.[5]

Regina Becker-Schmidt formuliert hierzu ein grundlegendes, gesamtgesellschaftliches Prinzip. Ihrer Ansicht nach sind Frauen "keineswegs aus den sozialen Bindungen der Privatsphäre entlassen. Sie unterliegen vielmehr der

---

3 Vgl. Rerrich (1990).

4 Vgl. Hartenstein (1988), Hochschild/Machung (1989), Hollstein (1993), Institut für Demoskopie in Allensbach (1993), IPOS (1992), Kappelhoff (1990), Keddi/Seidenspinner (1991), Künzler (1995), Metz-Göckel (1986), Pappi (Hg.) (1989).

5 Vgl. exemplarisch zur Beteiligung von Männern im Haushalt die international vergleichende Arbeit von Künzler (1995) und die qualitative Studie von Hochschild/Machung (1989).

gesellschaftlichen Verpflichtung, Familienmitglieder – Kinder, Lebensgefährte, Angehörige – zu versorgen." (Becker-Schmidt 1995:7f.) Im Gegensatz zu Männern sind Frauen damit unabhängig von ihrer subjektiven Lebensplanung doppelt vergesellschaftet, über die Erwerbstätigkeit und – zusätzlich – über die Familie.[6]

Es ist jedoch anzunehmen, daß mit zunehmender materieller Autonomie[7], im Zuge besserer Bildungs- und Ausbildungschancen für Frauen, steigender Frauenerwerbstätigkeit sowie besserer Einkommensmöglichkeiten, Frauen auch in ihren Partnerschaften Gleichberechtigung einfordern und nicht länger bereit sind, Aufgaben im familialen Bereich uneingeschränkt zu übernehmen. Notburga Ott (1989) hat diese Möglichkeit nach einer Untersuchung innerfamilialer Entscheidungsprozesse verhandlungstheoretisch beschrieben. Sie zeigt, wie sich durch die Verfügung über eigene Ressourcen, beispielsweise Qualifikation und Einkommen, mit denen die Möglichkeit einhergeht, eine vom Partner unabhängige Existenz zu führen, die aktuelle Verhandlungsposition innerhalb der Partnerschaft verbessert. Bedeutet dies, daß die untersuchten Medizinerinnen, die angesichts großer Qualifikationsressourcen und Einkommenschancen über eine günstige Verhandlungsposition verfügen, eine gleichberechtigte Arbeitsteilung der familialen Aufgaben erwirken können?

Um die möglicherweise sehr unterschiedliche Bedeutung des familialen Bereichs für Medizinerinnen und Mediziner zu bestimmen, wurden verschiedene Aspekte des familialen Bereichs abgefragt. Zunächst wurde der Partnerschafts- bzw. Familienstand erhoben, um anschließend den Partner bzw. die Partnerin anhand verschiedener sozialer Merkmale charakterisieren zu können. Darüber hinaus wurde nach der außerberuflichen Belastung durch Hausarbeit gefragt. Ob Beruf oder Familie in der Lebensplanung der Befragten die größere Priorität besitzen, wurde mit der Frage nach der Bereitschaft zu beruflich bedingter Mobilität erhoben. Im Anschluß daran sollten die Befragten anhand verschiedener Statements selbst die Bedeutung der Partnerschaft für ihre Berufskarriere einschätzen. Abschließend wurde untersucht, wie die Befragten das Problem gelöst haben bzw. hatten,

---

6 Vgl. Becker-Schmidt (1987).

7 1940 war die überwiegende Mehrzahl der verheirateten Frauen in den USA ökonomisch noch von ihrem Ehemann abhängig. Bis 1980 hat sich diese Situation verändert, heute ist nur noch eine Minderheit von Frauen in materieller Hinsicht vollkommen auf ihren Partner angewiesen. Vgl. dazu Soerensen/McLananhan (1987).

Berufstätigkeit und Kinderbetreuung miteinander vereinbaren zu müssen, und
, welche Folgen sich aus der gefundenen Lösung für ihren Berufsverlauf ergeben haben.

3.1. Partnerschaft

Zunächst stellte sich die Frage, in welchen Partnerschaftsverhältnissen die
Befragten leben. Insgesamt sind fast zwei Drittel der Befragten verheiratet,
und weitere 16% leben mit ihrem Partner bzw. ihrer Partnerin unverheiratet
zusammen. Nur ein Fünftel der Befragten ist ledig.

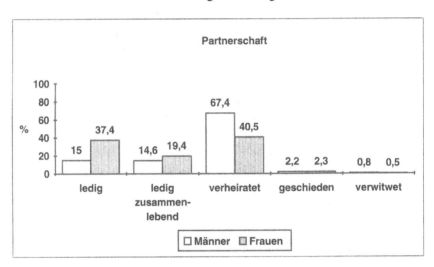

Abb. 38: Partnerschaftsbeziehung und Familienstand
Angaben in %, n = 716 (Keine Angabe = 4, Cramer's V = .28, p < .01, **)

Im Hinblick auf den formalen Familienstand finden sich erhebliche Differenzen zwischen den Geschlechtern. Während 15% der Mediziner angeben, ledig zu sein, sind dies mehr als doppelt so viele Medizinerinnen, nämlich
37,4%. Verheiratet sind demgegenüber fast 70% der Männer und nur etwa
40% der Frauen. In nicht-ehelichen Lebensgemeinschaften (NEL) lebt knapp
ein Fünftel der Medizinerinnen und fast 15% der Mediziner. Auf dieser Analyseebene zeichnet sich damit ein grundlegender Unterschied hinsichtlich der
Partnerschaften von Ärztinnen und Ärzten ab.

Eine Lebensform, die zahlenmäßig zunehmend an Bedeutung gewinnt, ist die nicht-eheliche Lebensgemeinschaft[8]. Sie ist gleichwohl nicht die einzige zur Ehe alternative Lebensform der Moderne. Auch Personen, die nicht in einer Wohnung zusammenleben – gleichgültig ob der Partner bzw. die Partnerin aus einer anderen Stadt stammt, aus beruflichen Gründen dort hingezogen ist, oder beiderseits noch nicht oder nicht mehr der Wunsch besteht zusammenzuleben – können sich als Paar begreifen. Es ist durchaus möglich, daß eine solche Partnerschaft, auch wenn sie nach außen weit weniger in Erscheinung tritt, sich auf den beruflichen Werdegang auswirkt.

In der Untersuchungspopulation machen von den 21,9% Alleinwohnenden mehr als 30% Angaben zu ihrer Partnerin oder ihrem Partner. D.h. knapp ein Drittel der Alleinlebenden (n=49) versteht sich als Teil einer festen Beziehung. Diese Form der Partnerschaft wird auch "living apart together"[9] bezeichnet. Im Vergleich der Frauen- und Männeranteile ergibt sich für diese Lebensform kein statistisch signifikanter geschlechtstypischer Effekt: Jeweils ein Drittel der alleinwohnenden Befragten lebt in einer festen Partnerschaft.

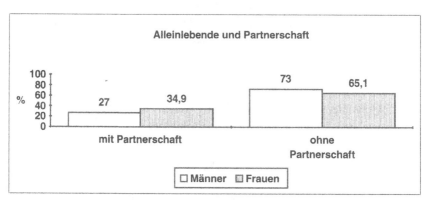

Abb. 39: Alleinlebende und Partnerschaft
Nur Alleinlebende, Angaben in %, n = 157 (TNZ = 563, Phi = -.09, p > .05, n.s.)

Da der Familienstand bzw. der Status der Partnerschaft u.a. vom Alter abhängig ist, soll dieser Zusammenhang im folgenden kontrolliert werden. Hierbei werden die Kategorien 'geschieden' und 'verwitwet' ausgeschlossen,

---

8 Vgl. Simm (1989) zu zur Ehe alternativen Formen von Partnerschaft.
9 "Living apart together" wird definiert als "... Eingehen einer Bindung, aber Weiterbestehen zweier Haushalte; ..." (Beck-Gernsheim 1992:289).

da die Fallzahlen zu gering sind, um für die vorliegende Untersuchung aus-
sagekräftig zu sein. Zu den Ledigen zählen alle allein lebenden Personen mit
und ohne Partnerschaft.

Der relative Anteil an bestimmten Lebensformen verändert sich erheblich
in Abhängigkeit vom Alter der Befragten: Sind in der ältesten Gruppe etwa
90% verheiratet, so sind es in der mittleren noch rund 70% und in der jüngsten etwa 40%. Dafür steigt der Anteil der Ledigen über die Altersgruppen
hinweg drastisch an – von nicht ganz 10% bei den ältesten auf etwa 25% bei
den mittleren und 60% bei den jüngsten Jahrgängen. Allerdings werden zu
den Ledigen auch alle Personen gerechnet, die unverheiratet in einer Partnerschaft zusammenleben (NEL). Diese Lebensform nimmt zwischen den Altersgruppen an Bedeutung zu; sie steigt nämlich von 3% über 13,4% auf
24,0% in der jüngsten Altersgruppe.[10]

Insgesamt nimmt der Zusammenhang zwischen Geschlechtszugehörigkeit
und Lebensform zwischen der ältesten und den beiden jüngeren Altersgruppen ab.[11] Von einer Angleichung kann allerdings keine Rede sein, denn
selbst in der jüngsten Altersgruppe findet sich immerhin noch ein mäßiger
Zusammenhang zwischen Geschlechtszugehörigkeit und Familienstand bzw.
Partnerschaftsverhältnis: Frauen der ältesten Gruppe leben zu fast einem Drittel allein, aber nur ein verschwindend geringer Teil gleichaltriger Männer
(1,2%) ist alleinstehend. In der mittleren Gruppe ist der Anteil alleinstehender Männer dagegen größer; jeder zehnte Mediziner der Geburtsjahre 1950
bis 1959 lebt allein. Dennoch sind anteilig weitaus mehr Frauen dieser Gruppe alleinstehend. In der jüngsten Gruppe schwächt sich die Differenz etwas
ab: 46% der Frauen und 28,6% der Männer leben allein.

Nicht-eheliche Lebensgemeinschaften sind in der ältesten Gruppe nahezu
ausnahmslos Frauen vorbehalten (11,1% zu 1,2% bei Männern). Dagegen leben in der mittleren und jüngsten Gruppe etwa gleich große Anteile beider
Geschlechter unverheiratet in Partnerschaften zusammen.

Medizinerinnen sind folglich über alle Altersgruppen hinweg deutlich seltener verheiratet und selbst in der jüngeren Altersgruppe in weit höherem
Maße alleinlebend. Dieser Status entlastet sie einerseits von traditionellen geschlechtsspezifischen Arbeitsteilungen, so daß ihre außerberufliche Arbeitsbelastung minimiert ist.

---

10 Diese Angaben sind aus der folgenden Graphik nicht ersichtlich.
11 Cramer's V in der ältesten Gruppe = .49 **, in der mittleren = .22**, in der jüngsten = .21**.

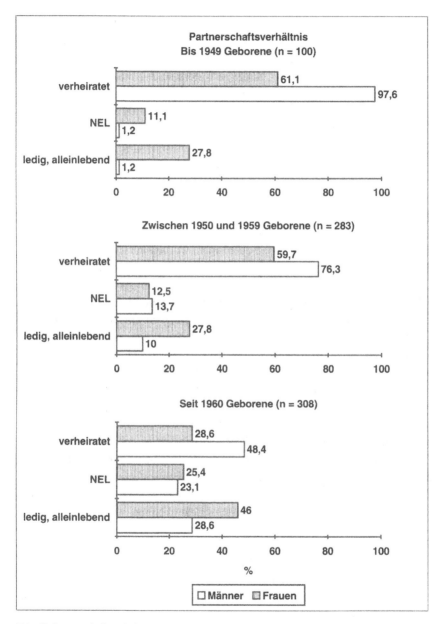

Abb. 40: Partnerschaftsverhältnis nach Altersgruppe
Ohne Angaben über Geschiedene und Verwitwete, Angaben in % (Keine Angabe insgesamt = 6,
TNZ = 23)

Andererseits bedeutet er einen – möglicherweise in vielen Fällen unfreiwilligen – Verzicht auf Familie und Kinder. Partnerschaft kann hier zwar keinesfalls als außerberufliches Karrierehemmnis wirksam werden – ebenso wenig jedoch auch emotionale oder tatkräftige Unterstützung bieten. Dagegen können die männlichen Kollegen deutlich häufiger mit partnerschaftlichem Beistand rechnen – wie die folgenden Auswertungen noch ausführlich zeigen. Dabei werden nun nur noch Personen einbezogen, die Angaben zu ihrem Partner oder ihrer Partnerin gemacht haben, unabhängig davon, ob sie mit ihm bzw. ihr zusammenleben oder nicht.

3.1.1. Soziale Merkmale des Partners bzw. der Partnerin

Um die familiale Lebenssituation der befragten Mediziner und Medizinerinnen umfassender charakterisieren zu können, wurden verschiedene Merkmale des Partners bzw. der Partnerin untersucht. Von besonderem Interesse waren Indikatoren, die für Entscheidungs- und Aushandlungsprozesse in Partnerschaften relevant sind und sich auf den beruflichen Werdegang auswirken können.[12] Zu solchen Aushandlungsprozessen gehören z.B. Mobilitätsentscheidungen, d.h. Entscheidungen bezüglich der Frage, ob aus beruflichen Gründen der Wohnort gewechselt werden würde. Mobilitätsentscheidungen sind deshalb relevant, da Umzüge, die der beruflichen Situation des Partners oder der Partnerin zuliebe in Kauf genommen werden, in der Regel mit negativen Folgen für die eigene Berufskarriere verbunden sind. Aushandlungsprozesse können aber z.B. auch die Entscheidung für oder gegen ein Kind betreffen, da die Geburt von Kindern – zumindest in der Bundesrepublik – zumeist eine längere Berufsunterbrechung für die Mutter zur Folge hat. Auch diese Entscheidungen besitzen folglich geschlechtsdifferente Konsequenzen für die Erwerbskarriere der Eltern. Solche und andere Faktoren, die bei familialen Entscheidungen eine zentrale Rolle spielen können, wurden abgefragt.

Höchster Bildungsabschluß des Partners bzw. der Partnerin

Die Kontrolle des Bildungsstandes von Partnern und Partnerinnen ergibt, daß für die medizinische Profession bildungshomogene Beziehungen charakteristisch sind. Medizinerinnen und Mediziner leben in den meisten Fällen mit

---

12 Vgl. Ott (1989).

Personen in einer Partnerschaft, die über dasselbe hohe Bildungsniveau verfügen wie sie selbst: Etwa 90% der Partner und Partnerinnen besitzen das
Abitur, also den höchsten Schulabschluß, und mehr als zwei Drittel haben zudem einen Hochschulabschluß erworben.[13]

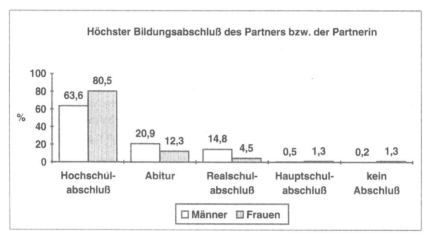

Abb. 41: Höchster Bildungsabschluß des Partners bzw. der Partnerin
Angaben in %, n = 580 (Keine Angabe = 140, Cramer's V = .20, p < .01, **)

Es zeigen sich indes auch hier geschlechtsspezifische Zusammenhänge.
Zwischen dem Geschlecht der befragten Person und der Qualifikation ihres
Partners bzw. ihrer Partnerin besteht ein statistisch hoch signifikanter Effekt:
80% der Partner von Medizinerinnen besitzen einen Hochschulabschluß, und
weitere 10% haben Abitur. Damit verfügen mehr als 90% der Partner von
Medizinerinnen über den höchsten Bildungsabschluß. Bei den befragten Medizinern ist die Bildungshomogenität geringer ausgeprägt: Nur zwei Drittel
ihrer Partnerinnen besitzen einen Hochschulabschluß und weitere 20% das
Abitur. Entsprechend ist der Anteil an Partnerinnen mit Realschulabschluß
um etwa zehn Prozentpunkte höher als bei den Medizinerinnen (14,8% zu
4,5%). Medizinerinnen leben damit insgesamt in noch größerem Ausmaß als
Mediziner in bildungshomogenen Beziehungen. Doch auch für Mediziner

---

13 Verglichen mit den Ergebnissen von Studien zum Bildungsunterschied von Paaren ist die Zahl
   bildungsgleicher Partnerschaften bei den untersuchten Medizinerinnen und Mediziner hoch,
   vgl. Tölke (1991:134ff).

gilt, daß sie überwiegend mit Partnerinnen leben, die über ein hohes Bildungsniveau verfügen. Bei einem Drittel liegt das der Partnerin jedoch unterhalb des eigenen. Dieser Befund bestätigt neben alltagsweltlichen Vorstellungen auch aktuelle Forschungen: Auch junge Männer finden sich in der Regel mit weniger gebildeten Frauen in Partnerschaften zusammen als Frauen derselben Qualifiationsstufe.[14] Partnerschaften von hochgebildeten Frauen dagegen bestehen überwiegend mit bildungsgleichen Partnern.

Momentaner Erwerbsstatus des Partners bzw. der Partnerin
Auch bei der Analyse des momentanen Beschäftigungsverhältnisses der Partnerin bzw. des Partners findet sich ein deutlicher, statistisch signifikanter Zusammenhang mit dem Geschlecht der befragten Person:[15]

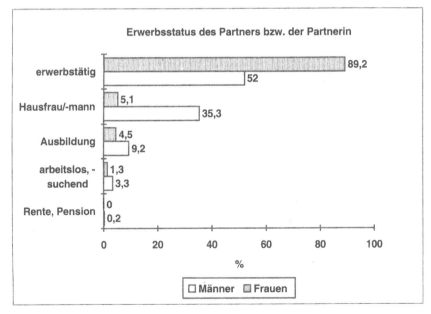

Abb. 42: Momentaner Erwerbsstatus des Partners bzw. der Partnerin
Angaben in %, n = 582 (Keine Angabe = 13, TNZ = 125, Cramer's V = .35, p < .01, **)

14 Vgl. Tölke (1990:135) und Simm (1989:122ff).
15 Vgl. dazu insbesondere Krombholz (1989:234).

Fast 90% der Partner von Medizinerinnen sind selbst erwerbstätig. Das gleiche gilt jedoch nur für gut die Hälfte der Partnerinnen von Medizinern. Bei mehr als einem Drittel der Mediziner ist die Partnerin zum Befragungszeitpunkt als Hausfrau tätig. Bei den Medizinerinnen liegt der Anteil mit Partnern, die den Haushalt führen, erwartungsgemäß weit niedriger. Dennoch verwundert die immerhin recht hohe Zahl von 5,1% (absolut: 8) der befragten Frauen, die angeben, ihr Partner sei Hausmann.

Insgesamt befinden sich unter den Partnerinnen und Partnern der Befragten 77,3% Vollzeitbeschäftigte, etwa ein Fünftel Teilzeitbeschäftigte und ein verschwindend geringer Anteil an stundenweise Beschäftigten (3,4%). Diese Zahlen stehen in einem engen Zusammenhang mit der Geschlechtsvariablen. Mit mehr als 90%iger Wahrscheinlichkeit sind die Partner der befragten Frauen vollzeit erwerbstätig. Anders verhält es sich bei den erwerbstätigen Partnerinnen der befragten Männer: Nur fast zwei Drittel arbeiten mit regulärer Stundenzahl. Ein Drittel ist hingegen lediglich teilzeitbeschäftigt.

Differenzen bei den sozialen Merkmalen der PartnerInnen von Medizinerinnen und Medizinern ergeben sich damit nicht allein hinsichtlich des Erwerbsstatus', sondern zugleich in bezug auf das Ausmaß der Erwerbstätigkeit: Partnerinnen von Medizinern sind überhaupt nur etwa zur Hälfte erwerbstätig, wobei wiederum ein bedeutender Teil von ihnen lediglich mit reduzierter Stundenzahl beschäftigt ist. Anders verhält es sich bei den Medizinerinnen: Ihre Partner sind nicht nur mehrheitlich erwerbstätig, sondern arbeiten auch überwiegend mit regulärer Stundenzahl.

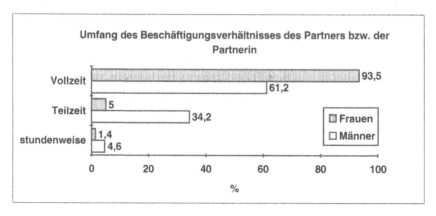

Abb. 43: Umfang des Beschäftigungsverhältnisses des Partners bzw. der Partnerin
Angaben in %, n = 358 (Keine Angabe = 3, TNZ = 359, Gamma = -.78, p < .01, **)

Einkommen des Partners bzw. der Partnerin

Erwartungsgemäß finden sich im Hinblick auf das Einkommen der PartnerInnen Unterschiede. Nur bei einem Drittel der Partnerschaften verfügen beide Teile über ein etwa gleich hohes Einkommen. In knapp der Hälfte der Beziehungen ist das Einkommen des Partners bzw. der Partnerin im Vergleich zur befragten Person selbst niedriger, bei einem knappen Viertel dagegen höher. Im Hinblick auf das Geschlecht ergibt sich damit auch bei der Einkommensfrage ein sehr deutlicher und hoch signifikanter Zusammenhang, wie die folgende Aufschlüsselung zeigt.

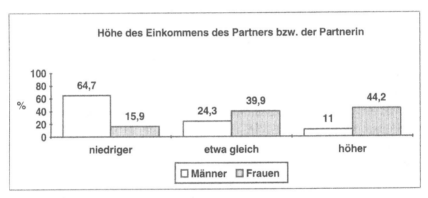

Abb. 44: Einkommen des Partners bzw. der Partnerin im Vergleich zu den Befragten
Angaben in %, n = 356 (Keine Angabe = 5, TNZ = 359, Gamma = -.73, p < .01, **)

In mehr als zwei Drittel der Fälle, in denen die Partnerin eines Mediziners erwerbstätig ist, verdient sie weniger als ihr Lebensgefährte. Bei den Medizinerinnen liegt der entsprechende Anteil weit darunter: Nur etwa 16% geben an, ihr Partner verdiene weniger als sie selbst. Statt dessen verfügen 45% der Partner sogar über ein höheres Einkommen als die befragte Medizinerin. Bei den Medizinern trifft dasselbe nur für etwa 10% der Befragten zu. Auch finanziell gleichgestellte Partnerschaften sind bei Frauen und Männern unterschiedlich häufig zu finden: Nur bei einem Viertel der männlichen, aber fast bei 40% der weiblichen Befragten ist dies der Fall.

Die Befragten unterscheiden sich damit in bezug auf den finanziellen Beitrag, den sie in die Partnerschaft einbringen können. Medizinerinnen sind nicht nur in der Lage, sich ihren Lebensunterhalt selbst zu erarbeiten. Sie haben, wenn sie in einer Beziehung leben, zumeist Lebensgefährten, die ebenfalls ein relativ hohes Einkommen beziehen. Die erwerbstätigen Partnerinnen der befragten Mediziner beteiligen sich dagegen überwiegend nur mit einem geringeren Einkommen an der finanziellen Versorgung der Familie. Hier sind es die Mediziner, die – noch ganz dem traditionellen Modell verhaftet – den größeren Teil des Lebensunterhalts bestreiten. Ihre Partnerinnen verfügen in vielen Fällen nur über ein niedrigeres Einkommen oder haben gar keinen Verdienst. In den Partnerschaften der Mediziner stellt deren Einkommen die materielle Grundlage dar.

Nun ist im Zuge zunehmender Erwerbsbeteiligung von Frauen zu vermuten, daß sich die eben aufgezeigten Unterschiede bei der familialen Versorgungsleistung für jüngere Befragte abschwächen.

Einkommen	Männer	Frauen	insgesamt
höher	14,3 (5)	50,0 (5)	22,2 (5)
etwa gleich hoch	22,9 (8)	30,0 (3)	24,4 (11)
niedriger	62,9 (22)	20,0 (2)	53,3 (24)
insgesamt	77,8 (35)	22,2 (10)	100,0 (45)

Tab. 2: Einkommen des Partners bzw. der Partnerin, nur bis einschließlich 1945 Geborene
Angaben in % und absolut (Gamma = -.68, p < .05, *)

Einkommen	Männer	Frauen	insgesamt
höher	3,1 (3)	42,9 (21)	16,4 (24)
etwa gleich hoch	19,6 (19)	44,9 (22)	28,1 (41)
niedriger	77,3 (75)	12,2 (6)	55,5 (81)
insgesamt	66,4 (97)	33,6 (49)	100,0 (146)

Tab. 3: Einkommen des Partners bzw. der Partnerin, nur zwischen 1950 und 1959 Geborene
Angaben in % und absolut (Gamma = -.90, p < .01,**)

Einkommen	Männer	Frauen	insgesamt
höher	19,0 (16)	44,3 (35)	31,3 (51)
etwa gleich hoch	31,0 (26)	38,0 (30)	34,4 (56)
niedriger	50,0 (42)	17,7 (14)	34,4 (56)
insgesamt	51,5 (84)	48,5 (79)	100,0 (163)

Tab. 4: Einkommen des Partners bzw. der Partnerin, nach einschließlich 1960 Geborene
Angaben in % und absolut (Gamma = -. 55, p < .01, **, Keine Angabe insgesamt = 5, TNZ = 361)

Entgegen dieser Vermutung zeigt der empirische Vergleich der Altersgruppen, daß über alle Altersgruppen hinweg mehr als die Hälfte der Mediziner das größere Einkommen in die Gemeinschaft einbringt. Das bedeutet, daß auch in der jüngsten Gruppe, bei den nach 1960 Geborenen, noch jede zweite berufstätige Partnerin ein geringeres Einkommen als der männliche

Befragte erwirbt. In der mittleren Altersgruppe ist dieser Personenkreis mit
77% sogar um mehr als 25 Prozentpunkte größer; d.h. gerade in der Gruppe
der 35- bis 44jährigen, ist die Übernahme der Versorgungsfunktion durch die
befragten Mediziner besonders stark ausgeprägt. Es ist anzunehmen, daß sich
ein großer Teil dieser 35-45jährigen Befragten in der Familiengründungs-
phase befindet oder noch relativ kleine Kinder zu versorgen hat. Da in der
BRD Mütter nach der Geburt von Kindern ihre Berufstätigkeit zumeist unterbrechen und sich zunächst ausschließlich der Kinderbetreuung widmen[16],
ergeben sich dann Single-Income-Haushalte.

Die Zahl der Medizinerinnen, deren Lebensgefährten über ein höheres
Einkommen als sie selbst verfügen, ist dagegen über alle drei Altersgruppen
hinweg auf hohem Niveau relativ konstant. Es sind 50% in der ältesten,
42,9% in der mittleren und 44,3% in der jüngsten Gruppe. Einkommensgleiche Partnerschaften finden sich in der mittleren Altersgruppe bei fast 45%
der Medizinerinnen, aber nur bei etwa 20% der Mediziner. Sowohl in der
ältesten als auch in der jüngsten Gruppe ähneln sich diese Anteile wieder ein
wenig stärker, bei der jüngsten Gruppe jedoch auf einem etwas höheren
Niveau. Hier geben 38% der Medizinerinnen an, ihr Partner verdiene etwa
gleich viel. In keiner Altersgruppe übersteigt jedoch der Anteil der Partner
mit geringerem Verdienst die 20%-Marke.

Insgesamt hat die Betrachtung von berufsrelevanten Merkmalen der PartnerInnen deutliche Unterschiede zwischen Medizinerinnen und Medizinern
aufgezeigt, die sich über die Altersgruppen hinweg nur geringfügig abschwächen. Die familiale Situation der Medizinerinnen ist komplexer als die
ihrer Kollegen: Neben Verheirateten und unverheiratet Zusammenlebenden
lebt ein bedeutender Teil der Medizinerinnen allein. Demgegenüber sind
Mediziner mehrheitlich verheiratet oder leben in nicht-ehelichen Lebensgemeinschaften (NEL). Ihre Beziehungen sind insofern bildungshomogen, als
ihre Partnerinnen überwiegend das Abitur haben. Die Homogenität in der
Partnerschaft setzt sich im Hinblick auf den Erwerbsstatus allerdings nicht
uneingeschränkt fort: Die Hälfte der Partnerinnen von Medizinern ist nicht
erwerbstätig, und mehr als ein Drittel arbeitet als Hausfrau. Selbst bei den
Partnerschaften, in denen beide Teile berufstätig sind, unterscheiden sich

---

16 Für einen internationalen Vergleich zur Vereinbarkeit von Kinderbetreuung und Beruf vgl.
Schiersmann (1995). Vgl. zu den Unterbrechungszeiten im Kohortenvergleich Mesletzky
(1990).

Medizinerinnen und Mediziner, insofern die erwerbstätigen Lebensgefährtinnen von Medizinern bedeutend häufiger teilzeitbeschäftigt sind. Bezogen auf das Einkommen sind die Partnerschaften von Medizinern – über die Altersgruppen hinweg – konstant heterogen: Das Einkommen der Partnerin liegt überwiegend unter dem des männlichen Befragten.

Die Partnerschaften der befragten Medizinerinnen haben sich im Gegensatz dazu bei fast allen gemessenen Merkmalen als homogener erwiesen als die Beziehungen ihrer Kollegen. Homogen sind ihre Beziehungen nicht allein im Hinblick auf das Bildungsniveau – der Anteil von Partnern ohne Abitur ist bei ihnen verschwindend gering, und der Anteil von Partnern mit Hochschulabschluß ist größer als bei ihren Kollegen. Das gleiche gilt auch in bezug auf den Erwerbsstatus des Partners: Ihre Lebensgefährten sind fast ausnahmslos in vollem Umfang erwerbstätig. Einzig beim Einkommen zeigt sich ein etwas anderes Bild. Zwar finden sich bei den Medizinerinnen auch mehr einkommensgleiche Paare als bei Medizinern. Zugleich leben sie aber auch häufiger mit Partnern zusammen, die ein höheres Einkommen beziehen als sie selbst. Einkommensheterogenität kennzeichnet folglich sowohl Partnerschaften von Medizinerinnen als auch von Medizinern. Allerdings unterscheiden sich die weiblichen von den männlichen Befragten grundlegend durch den Beitrag, den sie zum Gesamteinkommen ihrer Gemeinschaft beisteuern.

Mediziner sind dementsprechend weitaus stärker als Medizinerinnen in einer Partnerschaft auf ihr eigenes Einkommen angewiesen. U.a. kann dieser Faktor dafür verantwortlich sein, daß Mediziner Wünsche nach reduzierten Arbeitszeiten von vornherein für sich ausschließen. Da Medizinerinnen, die in einer Partnerschaft leben, in geringerem Maße allein auf ihr Einkommen angewiesen sind, liegen bei ihnen Wünsche nach einer Reduktion der Arbeitsstunden eher im Bereich des möglichen. Einschränkungen ergeben sich für Medizinerinnen jedoch von anderer Seite – in bezug auf die Abstimmung beruflicher Entscheidungen in der Partnerschaft. Als ein gutes Beispiel hierfür lassen sich Ortswechsel aus beruflichen Gründen anführen, auf die später noch detailliert eingegangen werden soll: Partnerschaften können für beruflich bedingte Umzüge ein Hindernis darstellen – je nachdem, welche strukturellen Merkmale die jeweilige Gemeinschaft aufweist. Einem Ortswechsel zuzustimmen ist für den Teil einer Partnerschaft, der geringfügig verdient oder gar nicht erwerbstätig ist, unproblematisch – zumindest was die berufliche Seite betrifft. Dies gilt jedoch keineswegs für erwerbstätige Personen mit

hohem Einkommen. Da es für diese ungleich schwerer ist, am neuen Wohnort eine adäquate Tätigkeit zu finden, müssen sie bei einem Umzug mit
beruflichen Einbußen und Nachteilen rechnen. Ähnliches gilt z.b. auch für
Entscheidungen bezüglich der Frage, welches Elternteil im Anschluß an die
Geburt eines Kindes den Erziehungsurlaub antreten soll. In beiden Fällen ist
schon mit finanziellen Erwägungen begründbar, daß der einkommensnie-
drigere Teil der Partnerschaft den Berufsverlauf unterbricht bzw. einen Ortswechsel mitvollzieht. Aus verhandlungstheoretischer Sicht läßt folglich
bereits der Vergleich der unterschiedlichen beruflichen Merkmale von Frauen
und Männern weitere berufliche Kosten bzw. Nachteile für Frauen erwarten.

In diesem Abschnitt sind prägnante strukturelle Unterschiede in der familialen Situation von Medizinerinnen und Medizinern deutlich geworden, die
für den jeweiligen beruflichen Werdegang spezifische Folgen wahrscheinlich
machen. Anhand der Übernahme von Haushaltstätigkeiten soll im folgenden
der Umfang außerberuflicher Anforderungen an die befragten Medizinerinnen und Mediziner untersucht werden.

3.1.2. Haushaltstätigkeiten

Die im Haushalt alltäglich anfallenden Arbeiten wie Einkaufen, Kochen, Ab-
waschen, Waschen, Bügeln, Aufräumen, Putzen etc. können für Berufstätige
eine zusätzliche Belastung darstellen – zumal bei einer zeitlich aufwendigen
Erwerbstätigkeit. Alle Befragten, unabhängig davon, ob sie in einer Partnerschaft leben oder nicht, wurden daher gebeten anzugeben, wer bei ihnen
diese Tätigkeiten übernimmt und wie stark sie sich selbst durch Hausarbeit
belastet fühlen.

Die erste Frage aus diesem Komplex lautete: 'Unabhängig davon, ob Sie
in einer Partnerschaft leben, wer übernimmt bei Ihnen hauptsächlich die anfallenden Haushaltstätigkeiten?' Als Antwortmöglichkeiten waren vorgegeben: 'Ich selbst', 'mein/e PartnerIn' und 'andere Personen'. Die Vorgabe 'beide'
wurde bewußt ausgeschlossen, um zu verhindern, daß ein Großteil der
Befragten diese Antwortvorgabe ankreuzt, um normativen Egalitätsvorstel-
lungen zu entsprechen. Zudem ist in der Regel, auch wenn diese Tätigkeiten
relativ partnerschaftlich ausgeführt werden, eine Person vorrangig für die
Organisation und Koordination des Haushalts verantwortlich. Demzufolge
wird es in nahezu jedem Haushalt möglich sein, eine Person zu benennen, die
hauptsächlich diese Tätigkeiten ausführt.

Die nach Geschlecht aufgeschlüsselten – gültigen – Antworten sämtlicher
Befragten zeigen in bezug auf die Übernahme von Haushaltstätigkeiten schon
auf dieser Analyseebene einen starken, hoch signifikanten Effekt: Im Gegensatz zu ihren Kolleginnen sind Mediziner mehrheitlich von außerberuflichen Tätigkeiten entlastet, während mehr als zwei Drittel der Medizinerinnen
angeben, Haushaltsarbeiten selbst auszuführen. Gleiches gilt nur für etwa ein
Drittel der Mediziner. Bei fast 70% der Mediziner übernimmt die Partnerin
diese Arbeiten; hingegen geben nur etwa 10% der Medizinerinnen an, daß
hauptsächlich ihr Partner für den Haushalt zuständig sei. Weitaus häufiger als
ihre Kollegen delegieren Medizinerinnen Hausarbeitsen an dritte Personen.

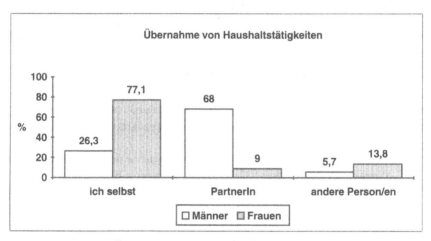

Abb. 45: Hauptsächliche Übernahme von Haushaltstätigkeiten
Angaben in %, n = 591 (Keine Angabe = 129, Cramer's V = .55, p < .01, **)

Obwohl bei dieser Frage explizit keine Mehrfachnennungen vorgegeben
waren, kreuzten 90 Befragte sowohl die Kategorie 'ich selbst' als auch die
Kategorie 'mein/e PartnerIn' an oder fügten ein Kästchen 'beide' hinzu. Hier
findet sich also ein großer Anteil ungültiger, im Sinne der Operationalisie-
rung von Arbeitsteilung nicht-interpretierbarer Antworten. Antworten dieser
Art entsprechen jedoch der sozialen Erwünschtheit[17], da sie ganz im Sinne
einer gleichberechtigten Partnerschaft sind. Die Gruppe der Personen, die

---

17 Soziale Erwünschtheit bedeutet hier, daß Personen in Befragungen ihr Antwortverhalten an
   gültigen Normen und Werten ausrichten.

entsprechend geantwortet hat, ist – mit 15% – bei den Männern um fast fünf Prozentpunkte größer als bei den Frauen.[18] Diese Werte widersprechen indes einer Reihe von sozialwissenschaftlichen Studien zur Arbeitsteilung in Partnerschaften.[19] Selbst wenn beide Partner berufstätig sind, ist es in den allermeisten Fällen die Frau, die die überwiegende Anzahl und den größten Anteil von Hausarbeitstätigkeiten übernimmt. Die bewußte Verletzung des vorgegebenen Antwortschemas ist vor diesem Hintergrund somit doppelt erklärungsbedürftig. Immerhin fast 15% der Befragten, darunter deutlich mehr Männer als Frauen, ging es bei dieser Frage offenbar darum, den (faktisch eher unwahrscheinlichen) Fall einer gleichwertigen partnerschaftlichen Arbeitsteilung hervorzuheben. Die relativ umfangreiche Verletzung des vorgegebenen Antwortmusters ist jedoch insofern bedeutsam, als sie bei einer Frage zur Problematik der Arbeitsteilung aufgetreten ist, die einen zentralen Faktor bei der Einlösung von Gleichheitspostulaten zwischen Frauen und Männern darstellt.[20] Der Widerspruch zwischen Anspruch und Wirklichkeit kann dazu geführt haben, die von Männern ausgeführten Tätigkeiten aufzuwerten und die eindeutige Antwortvorgabe, Haushaltstätigkeiten werden hauptsächlich von der Partnerin ausgeführt, nicht anzukreuzen. Diese Annahme korrespondiert mit folgendem Befund:

> Frauen bezeichnen häufig eine Arbeitsteilung als egalitär, die sich bei genauen Nachfragen als ungleich herausstellt. Beteiligen sich Männer an Haus- und Familienarbeit, zeigen Frauen eine Haltung der Nachsicht und Dankbarkeit und bestehen nicht unbedingt auf einer gleichmäßigen Arbeitsteilung. (Hemmerich 1991:26)

Arlie Hochschild und Anne Machung haben hierfür im Rahmen ihrer Untersuchung eine Erklärung gefunden:[21] So entwickeln insbesondere junge hochgebildete Frauen mit hohen Gleichheitsansprüchen für die partnerschaftliche Arbeitsteilung Perzeptions- und Deutungsmuster, die der faktischen

---

18 Insgesamt antworteten 69 Männer und 21 Frauen auf diese Weise.

19 Vgl. den Überblicksartikel von Hollstein (1993) und die international vergleichende Arbeit von Künzler (1995), die Repräsentativuntersuchungen Hartenstein (1988), Institut für Demoskopie Allensbach (1993), IPOS (1992), Keddi/Seidenspinner (1991), Metz-Göckel (1986) sowie die qualitative Studie von Hochschild/Machung. Zur Zufriedenheit mit verschiedenen Modellen der Arbeitsteilung vgl. Kappelhoff (1990). Für Schleswig-Holstein vgl. insbesondere Pappi (Hg.) (1989), die Repräsentativuntersuchung des Schleswig-Holstein-Surveys von 1989.

20 Vgl. zur weitreichenden Bedeutung der Arbeitsteilung in Partnerschaften Beck-Gernsheim (1992).

21 Vgl. Hochschild/Machung (1989).

Verteilung keineswegs entsprechen. Auch wenn die familiale Aufgabenteilung deutlich ungleichgewichtig ist, wird sie folglich oft als egalitär wahrgenommen. Hochschild und Machung sprechen hier von Gleichheitsmythen.
Solche Mythen werden gebildet, wenn vorhandene Egalitätsansprüche sich in
der Partnerschaft nicht durchsetzen lassen. Die Differenz, die zwischen Anspruch und Wirklichkeit besteht, erzeugt Konflikte und führt zu Streitig-
keiten. In letzter Konsequenz müssen solche Auseinandersetzungen zu einer
Auflösung der Beziehung führen, wenn sie nicht durch Gleichheitsmythen
überdeckt werden. Auf diese Weise ist es den Betroffenen möglich, zugleich
ihre emanzipatorischen Ansprüche wie auch ihre – ungleichen – Partnerschaften aufrechtzuerhalten. Gleichheitsmythen bieten den Ausweg, geschlechtsspezifische Arbeitsteilung und damit auch ungleiche häusliche
Belastung – auf der Wahrnehmungs- und Deutungsebene – zum Ver-
schwinden zu bringen.

Um die strukturellen Unterschiede im außerberuflichen Lebenszusam-
menhang der Befragten weiter zu spezifizieren, werden im folgenden die
Antworten zur Übernahme von Haushaltstätigkeiten in Beziehung zu Angaben zur Partnerschaft gesetzt. So können Personen, die in einer Partnerschaft
leben – also verheiratet sind, in nicht-ehelicher Lebensgemeinschaft leben
oder Angaben zu einem Partner oder einer Partnerin gemacht haben, obwohl
sie nicht mit ihm oder ihr zusammenwohnen – mit Alleinlebenden ohne Partnerschaft verglichen werden. Grundlage dieser Gegenüberstellung ist demnach der Faktor 'Partnerschaft' und nicht der formale Familienstand.[22] Dieses
Vorgehen beruht auf der Überlegung, daß die familiale Lebensform die
Aufteilung bzw. Übernahme von Hausarbeit entscheidend bestimmt.

Tatsächlich finden sich in bezug auf Hausarbeit keine Differenzen zwischen den befragten Medizinern und Medizinerinnen ohne Partnerschaft: Zu
90% führen beide Geschlechter diese Tätigkeiten hauptsächlich selbst aus.
An dritte Personen werden diese Aufgaben nur zu etwa 10% delegiert.

---

22 Durch diese Art der Kategorisierung wird möglicherweise die Angabe 'ich selbst übernehme
hauptsächlich Haushaltstätigkeiten' überschätzt. Alleinlebende, die nicht mit ihrem Partner
bzw. ihrer Partnerin eine gemeinsame Wohnung teilen, werden hierbei nämlich nicht zu den
Singles gezählt, obwohl sie ihnen in ihrer alltäglichen Lebensführung möglicherweise entsprechen. Da aber auch in diesen Partnerschaften die Möglichkeit besteht, Haushaltstätigkeiten an
die Partnerin bzw. an den Partner zu delegieren, scheint die vorgenommene Zuordnung ge-
rechtfertigt.

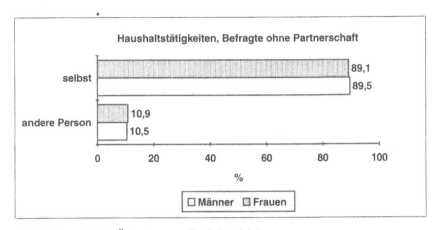

Abb. 46: Hauptsächliche Übernahme von Haushaltstätigkeiten
Nur Befragte ohne Partnerschaft, Angaben in %, n = 112 (Keine Angabe = 2, Cramer's V = .00 p <
.05, n.s.)

Grundsätzlich anders stellt sich hingegen die Situation von Personen dar, die in einer Partnerschaft leben. Deutlich unterscheiden sich die Geschlechter in ihrer außerberuflichen Belastung: Der weitaus größte Teil der Mediziner, etwa 80%, delegiert diese Aufgaben an die Partnerin und weitere 5% an andere, dritte Personen. Nur 15% der Mediziner in Partnerschaften geben an, Haushaltstätigkeiten hauptsächlich selbst zu erledigen.

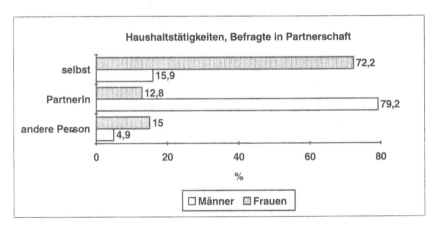

Abb. 47: Hauptsächliche Übernahme von Haushaltstätigkeiten
Nur Befragte in einer Partnerschaft, Angaben in %, n = 479 (Keine Angabe = 129, Cramer's V =
.61, p < .01,**)

Anders verhält es sich bei den Medizinerinnen: Zwar sinkt im Vergleich zu den alleinlebenden Frauen auch bei ihnen der Anteil derjenigen, die hauptsächlich selbst die Hausarbeit verrichten, aber nur um etwa 15%. Haushaltstätigkeiten werden von den Medizinerinnen, die in Partnerschaften leben, überwiegend selbst erledigt (72,2%) und ca. dreimal so häufig wie von den Medizinern an dritte Personen delegiert. Nur bei ca. 12% der Medizinerinnen übernimmt der Partner hauptverantwortlich die Hausarbeit.

Demnach hat die familiale bzw. partnerschaftliche Situation einen stark geschlechtsdifferenzierenden Effekt.[23] Die überwältigende Mehrzahl der Mediziner in partnerschaftlichen Beziehungen muß Haushaltstätigkeiten nicht selbst verrichten, sondern wird durch die Partnerin von häuslichen Anforderungen freigestellt. Medizinerinnen hingegen übernehmen immerhin noch zu fast zwei Dritteln hauptsächlich selbst die – im Zusammenleben vermehrt anfallenden – Haushaltstätigkeiten und bleiben damit auch innerfamilial gefordert. Entlastung von solchen außerberuflichen Belastungen, erhalten sie dabei noch eher von – meist angestellten und bezahlten – dritten Personen als von ihrem Partner.

Einschätzung der Belastung durch Tätigkeiten im Haushalt
Um die Bedeutung außerberuflicher Tätigkeitsanforderungen einschätzen zu können, ist neben ihrer faktischen Ausführung vor allem wichtig, inwieweit die Betroffenen sich durch Haushaltstätigkeiten belastet fühlen. Auf die Frage nach dem Grad der Belastung durch Hausarbeit mit Antwortvorgaben von 'fühle mich gar nicht belastet' (1) bis zu 'fühle mich stark belastet' (5), geben 34,8% der Befragten an, sich 'kaum' (2) belastet zu fühlen. 'Mittelmäßig' (2) belastet fühlen sich 35,7%. 16,9% kreuzen 'ziemlich' (4) an, und 8,5% geben an, sich 'gar nicht' (1) belastet zu fühlen.

Bei der Einschätzung der Belastung durch Haushaltätigkeiten zeigt sich ein deutlicher Einfluß der Geschlechtszugehörigkeit:[24] Fast 40% der Mediziner – das ist die größte Gruppe unter den befragten Männern – fühlen sich 'kaum' belastet, und immerhin 11,1% geben sogar an, sich 'gar nicht' belastet zu fühlen. Unter den Medizinerinnen kreuzen hingegen nur 2,4% 'gar nicht' und 23,8% 'kaum' an. In der Einschätzung 'mittelmäßig' unterscheiden sich

---

23 Vgl. dazu auch Keddi/Seidenspinner (1991:8).
24 Pearson's R = .25,**.

Frauen und Männer um zehn Prozentpunkte: Mediziner geben diese Kategorie zu 32,6% an, Medizinerinnen hingegen zu 42,9%. Nur etwas mehr als 15% der Männer fühlen sich 'ziemlich' bzw. 'sehr stark' belastet', während Frauen diesen Belastungsgrad zu etwa 30% angeben. Diese deutlich unterschiedliche Belastungseinschätzung findet sich in der Mittelwertdifferenz zwischen Frauen und Männern wieder: Der Mittelwert der Frauen beträgt 3.1, der der Männer hingegen nur 2.6.[25]

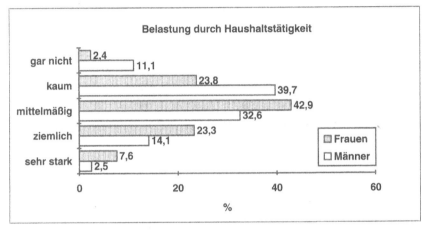

Abb. 48: Belastung durch Haushaltstätigkeiten
Alle Befragten, Angaben in %, n = 686 (Keine Angabe = 34, Pearson's R = .25, p < .01,**)

Werden die Geschlechter getrennt danach betrachtet, ob sie in einer Partnerschaft leben oder nicht, bleibt die Mittelwertdifferenz nur bei denjenigen mit Partnerschaft bestehen.[26] Bei Alleinlebenden, die, wie eben gezeigt wurde, geschlechtsunabhängig Haushaltstätigkeiten hauptsächlich selbst ausführen, findet sich auch in der Einschätzung der Belastung kein Unterschied. Bei den Alleinlebenden entsprechen sich demzufolge sowohl die Lebenslagen der Geschlechter als auch die dazugehörige Einschätzung.[27] Erstaunlicherweise unterscheiden sich Männer in Partnerschaften, was die Einschätzung ihrer Belastung durch Hausarbeit betrifft, jedoch nicht von alleinlebenden Männern. Sie fühlen sich im Durchschnitt genauso belastet, obwohl sie eigenen

---

25 Mittelwertdifferenz = 0.5, **.
26 Mittelwert der Männer = 2.6, Mittelwert der Frauen = 3.2, Mittelwertdifferenz = 0.6, **.
27 Mittelwert der Männer = 2.7, Mittelwert der Frauen = 2.9, Mittelwertdifferenz = 0.2, n.s.

Angaben zufolge weit weniger Tätigkeiten übernehmen. Dieser Befund korrespondiert allerdings mit der geschlechtsspezifischen Wahrnehmung der Ausführung von Hausarbeit. Entsprechende Studien belegen, daß Ehemänner ihren Anteil an Hausarbeit als weitaus bedeutsamer einschätzen als ihre Ehefrauen.[28] Frauen in Partnerschaften geben hingegen, der faktischen Übernahme von Arbeiten entsprechend, einen deutlich stärkeren Belastungsgrad an als die befragten Männer.

Positive oder negative Auswirkungen des familialen Bereichs resultieren folglich nicht in erster Linie aus der Dimension Geschlecht – vor allem spielt Partnerschaft hierbei eine entscheidende Rolle. Im Rahmen von Partnerschaften erwachsen aus der familialen Sphäre unterschiedliche Konsequenzen für Frauen und Männer: Sie bestehen bei Frauen in einer Belastung durch – zusätzliche – Haushaltstätigkeiten und bei Männern in einer Entlastung durch die Delegation dieser Aufgaben an die Partnerin.

3.1.3. Bereitschaft zu geographischer Mobilität

Von zentraler Bedeutung für kontinuierliche Berufsverläufe ist – besonders im akademisch-wissenschaftlichen Bereich – die Bereitschaft zu geographischer Mobilität. Hiermit ist die Bereitwilligkeit gemeint, aus beruflichen Gründen Ortswechsel in Kauf zu nehmen. Die Mobilitätsfrage ist auch deshalb von besonderer Relevanz, weil sie ebenso berufliche wie auch persönliche und private Aspekte berührt. Berufliche Anforderungen greifen in diesem Falle noch weit gravierender in den privaten Bereich ein als beispielsweise Arbeitsbelastung oder Arbeitszeiten. Wohnortwechsel haben weitreichende Konsequenzen sowohl für die Kinder (Schulwechsel, neue Freundschaften) als auch für die PartnerInnen. Dies gilt umso mehr, wenn die Partnerin oder der Partner erwerbstätig ist und am neuen Wohnort eine adäquate Beschäftigung finden muß. Gerade bei der Entscheidung für einen Ortswechsel kommt folglich der familialen Situation eine wesentliche Rolle zu. Michael Wagner (1989) hat gezeigt, daß die Eheschließung die räumliche Mobilität der Eheleute insgesamt einschränkt und daß es Anzeichen dafür gibt, daß die Erwerbstätigkeit des Ehepartners bzw. der Ehepartnerin die Mobilität zusätzlich beeinträchtigt.[29] Partnerschaft kann darüber hinaus eine

---

28 Vgl. Höpflinger (1986).
29 Vgl. Wagner (1989).

differenzierende, für Frauen und Männer unterschiedliche Bedeutung haben. Nichterwerbstätige Ehefrauen sind vermutlich eher bereit, mit ihrem Mann den Wohnort zu wechseln, so daß die Partnerschaft in diesem Punkt für die berufliche Karriere eines Mannes selten ein Hindernis darstellt. Zudem zeigen selbst neuere Untersuchungen[30], daß sogar hochqualifizierte Frauen aus Rücksicht auf ihre Partner bzw. Familien auf beruflich bedingte Ortswechsel verzichten. Für Ehemänner wird dies aus den oben genannten Gründen weit weniger zutreffen.

Unterscheiden sich auch die befragten Medizinerinnen und Mediziner hinsichtlich ihrer Mobilitätsbereitschaft? Die bisher vorliegenden Befunde lassen dies erwarten, da sich die Partnerschaften der Befragten hinsichtlich des Erwerbsstatus der Partner und Partnerinnen deutlich voneinander unterscheiden. Ein Umzug wird für Medizinerinnen deutlich folgenreicher sein als für Mediziner, weil ihre Partner fast ausnahmslos berufstätig sind und überwiegend ein zumindest vergleichbares Einkommen erwerben. Deren Bereitschaft zu einem Ortswechsel wird aufgrund dessen eher gering sein. Die Partnerinnen der befragten Mediziner sind demgegenüber seltener berufstätig und verfügen häufig über einen geringeren Verdienst, so daß für diese Gruppe ein Ortswechsel daher viel eher in Frage kommt.

Die Bereitschaft zu geographischer Mobilität aus beruflichen Gründen wurde mit dem Statement abgefragt: 'Wenn Ihnen in einer süddeutschen Stadt eine sehr interessante und finanziell attraktive Stelle angeboten wird, würden Sie sie annehmen?' Zustimmung bzw. Ablehnung konnte wiederum mittels einer fünfpoligen Antwortvorgabe von 'keinesfalls' (1) über 'eher nicht' (2) 'vielleicht' (3) und 'wahrscheinlich' (4) bis 'ganz sicher' (5) geäußert werden. Jeweils etwa ein Viertel der Befragten nennt eine der Antwortvorgaben von 'ganz sicher' bis 'eher nicht, und nur etwa zehn Prozent kreuzen 'keinesfalls' an.

Wie erwartet zeigen sich bei dieser Frage geschlechtsdifferente Antworten:[31] Der Anteil von Medizinerinnen, die angeben, 'keinesfalls' einen Ortswechsel in Kauf zu nehmen, liegt um zehn Prozentpunkte über dem der Mediziner. Die mittleren Kategorien 'eher nicht' bis 'wahrscheinlich' werden

---

30 Vgl. Bielby/Bielby (1992) und Wagner (1989). Dagegen stehen allerdings Befunde zu höherer Mobilitätsbereitschaft von weiblichem Führungsnachwuchs in der Wirtschaft, vgl. dazu Autenrieth/Chemnitzer/Domsch (1993) sowie Yogev (1981).

31 Pearson's R =-.16, **.

von beiden Geschlechtern in etwa gleich häufig genannt. Auf dem anderen Pol der Antwortvorgabe finden sich wiederum starke geschlechtstypische Differenzen: 22,6% der Mediziner geben an, 'ganz sicher' zu einem Ortswechsel bereit zu sein; dies gilt aber nur für 13,4% der Medizinerinnen.

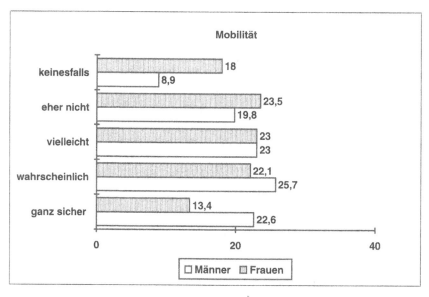

Abb. 49: Mobilität
Angaben in %, n = 687 (Keine Angabe = 33, Pearson's R = -.16, p <.01, **)

Die geschlechtstypischen Unterschiede werden demgemäß in den Extremen der Antwortmöglichkeiten deutlich: Der strikten Ablehnung eines Ortswechsels durch einen relativ größeren Anteil von Medizinerinnen steht auf der anderen Seite die uneingeschränkte Zustimmung zu einem Umzug aus beruflichen Gründen durch einen größeren Anteil von Medizinern gegenüber. So sind auch die Mittelwertunterschiede der beiden Gruppen signifikant: Der Mittelwert für dieses Statement liegt bei den weiblichen Befragten mit 2,9 im ablehnenden Bereich. Bei den männlichen Befragten dagegen befindet er sich mit 3,3 im zustimmenden Bereich.

Mobilitätsbereitschaft unterscheidet Medizinerinnen und Mediziner somit deutlich. Während sich die größere Bereitschaft zu geographischer Beweglichkeit bei den männlichen Befragten als karrierefördernder Faktor erweisen kann, wirkt die stärker ablehnende Haltung der weiblichen Befragten

vermutlich eher karrierehemmend, da wissenschaftliche Berufsverläufe in der
Regel Ortswechsel voraussetzen. Dies gilt spätestens bei der Besetzung einer
Professur, da Hausberufungen nahezu unmöglich sind. Aber bereits unterhalb
dieser beruflichen Position werden häufig Ortswechsel erwartet, etwa um
dem Chefarzt oder der Chefärztin in ein anderes Institut zu folgen. Dieser
zentrale Bestandteil wissenschaftlicher Laufbahnen kann vermutlich nur mit
beruflichen Einbußen umgangen werden.

Betrifft der Zusammenhang zwischen Lebensform und räumlicher Mobilität Medizinerinnen und Mediziner in gleichem Ausmaß oder wirkt auch hier
Partnerschaft als geschlechtsdifferenzierender Faktor? Diese Frage soll unter
der forschungsleitenden Hypothese überprüft werden, daß Partnerschaft, die
bei den Befragten nach Geschlecht unterschiedliche strukturelle Merkmale
aufweist, der ausschlaggebende Faktor ist. Es findet sich tatsächlich ein signifikanter Effekt des Partnerschaftsverhältnisses auf die Bereitschaft zur Mobilität: Alleinstehende zeigen die höchste Mobilitätsbereitschaft (3.6). Befragte,
die mit ihrer PartnerIn zusammenleben, sind weniger (3.3) und Verheiratete
am wenigsten mobil (3.0).[32]

Aufgeschlüsselt nach familialer Lage zeigt sich, daß Frauen und Männer,
wenn sie in einem vergleichbaren Partnerschaftsverhältnis leben, sich in ihrer
Mobilitätsbereitschaft keineswegs unterscheiden – abgesehen von der Gruppe
der verheirateten Befragten. Wird mit anderen Worten die Variable Partnerschaft konstant gehalten, relativieren sich die Mobilitätsunterschiede zwi-
schen den Geschlechtern. Die Mobilitätsbereitschaft liegt bei Frauen und
Männern in jeder Kategorie auf demselben Niveau.[33] Beim formalen
Familienstand 'verheiratet' indes unterscheiden sich Medizinerinnen in ihrer
Mobilitätsneigung gravierend – mit einer signifikanten Mittelwertdifferenz
von 1.0 – von Medizinern. Während der Status des Verheiratet-Seins bei den
Männern keinen Einfluß auf die Mobilitätsneigung ausübt, senkt er bei den
Frauen die Bereitschaft zu geographischer Mobilität. Verheiratete Medizine-
rinnen unterscheiden sich folglich von verheirateten Medizinern in ihrer
Bereitschaft, einen Ortswechsel zu akzeptieren.

---

32 Nicht den theoretischen Vorüberlegungen entsprechend ist die geringe Mobilitätsbereitschaft
   der geschiedenen Befragten. Zu berücksichtigen sind jedoch die sehr geringen Fallzahlen, die
   keine weiteren Interpretationen erlauben.
33 Aufgrund der geringen Fallzahl werden verwitwete und geschiedene Personen nicht in die
   Analyse einbezogen.

Anschließend wurde untersucht, inwieweit der Faktor 'Partnerschaft' die Gruppe der Frauen und die Gruppe der Männer im Hinblick auf die Mobilitätsneigung unterscheidet. Für die Gruppe der Frauen zeigt sich, daß sich das Zusammenleben mit einem Partner negativ auf die Mobilitätsbereitschaft auswirkt: Alleinlebende Frauen sind mobiler als Frauen, die mit einem Partner zusammenleben. Dieser Unterschied findet sich bei den Männern nicht.

Mittelwerte	insgesamt	ledig, allein lebend	NEL	Differenz
Frauen	2.9 (217)	3.5 (81)	3.1 (43)	0.4*
Männer	3.3 (470)	3.7 (70)	3.4 (68)	0.3 n.s.

Tab. 5: Mobilität nach Lebensform im Vergleich. Alleinlebend – Nicht-ehelich zusammenlebend (NEL)

Die geschlechtsdifferente Tendenz ergibt sich auch beim Vergleich von Personen in einer nicht-ehelichen Lebensgemeinschaft mit Verheirateten. Wiederum unterscheiden sich die Männer unter diesen Bedingungen keineswegs: Verheiratete Männer sind nicht weniger mobil als Männer in nicht-ehelichen Lebensgemeinschaften. Gegensätzlich dazu wirkt der Partnerschaftseffekt bei den Frauen: Der Familienstand 'verheiratet' unterscheidet Ehefrauen signifikant von Frauen, die mit ihrem Partner unverheiratet zusammenleben. Letztere weisen mit einem Mittelwert von 3.5 eine ähnlich hohe Mobilitätsneigung wie Männer in einer nicht-ehelichen Lebensgemeinschaft auf. Für Ehefrauen ergibt sich hingegen nur ein Wert von 2,9. Die Mittelwertdifferenz für die beiden Gruppen beträgt also 0.9**.

Mittelwerte	insgesamt	NEL	verheiratet	Differenz
Frauen	2.9 (217)	3.5 (43)	2.3 (87)	0.9**
Männer	3.3 (470)	3.4 (68)	3.3 (317)	0.3 n.s.

Tab. 6: Mobilität nach Lebensform im Vergleich. Nicht-ehelich zusammenlebend – Verheiratet

Um die zuletzt dargestellten Befunde zu verdeutlichen und aufzuzeigen, unter welchen Bedingungen sich auch die Gruppe der Männer in Abhängigkeit vom Formalisierungsgrad der Partnerschaft differenziert, werden nun die Mittelwerte für Alleinlebende und Verheiratete einander gegenübergestellt. In der Bereitschaft zur Mobilität ist eine deutliche Differenz (1.2**) bei den Frauen sichtbar. Der Vergleich der Kategorien 'ledig' und 'verheiratet' ergibt aber auch bei den Medizinern einen signifikanten Mobilitätsunterschied, der allerdings mit 0.4* deutlich geringer ausfällt als bei den Medizinerinnen.

Mittelwerte	insgesamt	NEL	Verheiratet	Differenz
Frauen	2.9 (217)	3.5 (81)	2.3 (87)	1.2 **
Männer	3.3 (470)	3.7 (70)	3.3 (317)	0.4 *

Tab. 7: Mobilität nach Lebensform im Vergleich. Nicht-ehelich zusammenlebend – Verheiratet

Die Mobilitätsneigung korrespondiert demzufolge geschlechtsdifferent mit dem Bestehen einer Partnerschaft bzw. mit deren Formalisierungsgrad. Selbst verheiratete Männer sind noch relativ mobil – u.a. weil sie in Partnerschaften leben, die ihre Mobilität nicht oder nur wenig einschränken. Hingegen weisen die Partner von Medizinerinnen soziale Merkmale auf, die einem berufsbedingten Ortswechsel – der Partnerin zuliebe – entgegenstehen. Bereits ledige Medizinerinnen unterscheiden sich daher von denjenigen, die mit einem Partner zusammenleben, und diese wiederum unterscheiden sich von verheirateten Medizinerinnen, die ihrerseits die geringste Mobilitätsneigung aufweisen. Diesen Stellenwert hat Partnerschaft bei Medizinern nicht: Bei ihnen reduziert sich nicht in gleichem Maße mit dem Formalisierungsgrad der partnerschaftlichen Bindung die Mobilitätsneigung. Ein deutlicher Unterschied ergibt sich zwischen den Extremen, also zwischen ledigen und verheirateten Medizinern. Inwieweit diese Interpretation durch Mobilitätshemmnisse, die die Befragten selbst angegeben haben, unterstützt wird, soll abschließend dargestellt werden.

Gründe gegen geographische Mobilität
Um die Gründe bestimmen zu können, die für die Befragten gegen einen Ortswechsel sprechen, wurden drei Statements vorgegeben, aus denen das jeweils vorrangig relevante ausgewählt werden sollte. Die Antwortvorgaben setzten sich wie folgt zusammen: 'Möchte mich nicht mehr beruflich verändern', 'Partner, Partnerin beruflich gebunden' und 'aus Rücksicht auf die Kinder'. Mit Rücksichtnahme auf die Kinder begründen etwa 20% der Befragten ihre ablehnende Haltung. Knapp 70% nennen den Beruf der Partnerin bzw. des Partners als Hinderungsgrund, und 10% geben an, sich beruflich nicht mehr verändern zu wollen. Aufgeschlüsselt nach Geschlecht ergibt sich folgende Verteilung:

Mediziner geben – mit 14,2% – um zehn Prozentpunkte häufiger als Medizinerinnen an, sich beruflich nicht mehr verändern zu wollen. Dies ist wenig überraschend, da sich auch weit mehr Mediziner auf hohen Positionen befinden. Die Antwortvorgabe, daß berufliche Verpflichtungen des Partners oder der Partnerin die eigene berufliche Mobilität einschränken, wird – den vorangestellten Annahmen entsprechend – deutlich häufiger von Medizinerinnen genannt. Mehr als 80% der weiblichen, aber nur etwa 60% der männlichen Befragten schließen Ortswechsel aus diesem Grunde für sich aus. Mediziner begründen indes um zehn Prozentpunkte häufiger als Medizinerinnen ihre Ablehnung eines Ortswechsels mit Rücksichtnahme auf die Kinder.

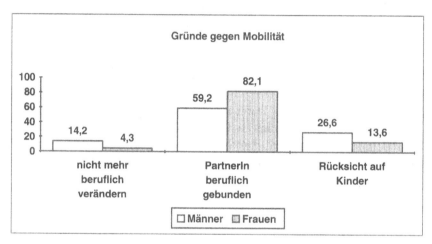

Abb. 50: Gründe gegen Mobilität
Angaben in %, n = 373 (Keine Angabe = 347, Cramer's V = .24, p < .01,**)

Die geschlechtsdifferenten Antworten unterstreichen die Wichtigkeit des privaten Bereichs, indem sie zeigen, welch große Bedeutung Familie und Partnerschaft für den professionellen Werdegang bei Frauen wie Männern haben. Hierbei ergibt sich allerdings eine unterschiedliche Schwerpunktsetzung: Während Mediziner eher als Medizinerinnen Kinder als Mobilitätshemmnis nennen, stellt der Beruf des Partners häufiger für Medizinerinnen einen Hinderungsgrund dar als für ihre Kollegen. Dies ist keinesfalls verwunderlich, wird die unterschiedliche Struktur der Partnerschaften berücksichtigt. Nach wie vor übernehmen Mediziner überwiegend die 'breadwinner-role', obwohl mehr als die Hälfte ihrer Partnerinnen erwerbstätig ist. In Entscheidungsprozessen, die direkt oder indirekt Berufs- und Karrierechancen betreffen, wird jedoch der Person mehr Stimmrecht eingeräumt werden, die über das höhere Einkommen verfügt. Das gleiche gilt auch für entsprechende Entscheidungen bei den Medizinerinnen – hier allerdings unter anderen Vorzeichen: Leben sie in einer Partnerschaft, dann ist ihnen ihr Partner mit großer Wahrscheinlichkeit auch im Hinblick auf die Erwerbstätigkeit zumindest gleichgestellt. Berufliche Entscheidungsprozesse verlangen dementsprechend von Medizinerinnen ein weit größeres Maß an partnerschaftlicher Abstimmung bzw. Rücksichtnahme.

Im Zuge dieser Befunde ist es umso erstaunlicher, daß sich hinsichtlich der perzipierten Unterstützungsleistungen keine deutlichen Differenzen nachweisen lassen, wie der anschließende Abschnitt deutlich zeigt.

Berufliche Abstriche für die Partnerschaft?
Bisher konnte nicht nur eine geschlechtsspezifische Struktur von Partnerschaften identifiziert werden. Darüber hinaus wurde deutlich, daß die strukturellen Unterschiede wiederum geschlechtsdifferente Konsequenzen haben. Dieser Befund wird nun kontrastiert mit den subjektiven Einschätzungen des Einflusses von Partner bzw. Partnerin auf den beruflichen Werdegang.

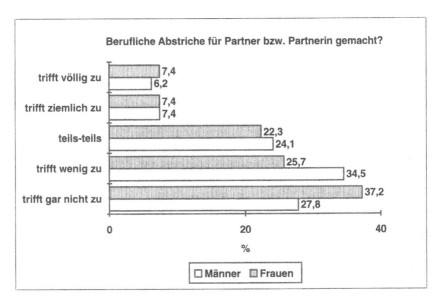

Abb. 51: Berufliche Abstriche für den Partner bzw. die Partnerin
Angaben in %, n = 551 (Keine Angabe = 43, TNZ = 126, Pearson's R = -.03, p > .05, n.s.)

Das erste Item dazu lautete: 'Für meine/n Partner/in habe ich schon berufliche Abstriche gemacht'. Geantwortet werden konnte auf einem fünfpoligen
Antwortmuster von 1 für 'trifft gar nicht zu' bis 5 für 'trifft völlig zu'. 'Völlige'
Zustimmung (5) bei der Frage nach beruflichen Abstrichen für die PartnerIn
äußern nur 6,5% der Befragten. Auch die etwas schwächere Zustimmung
'trifft ziemlich zu' (4) wird nur von 7,4% der Befragten angekreuzt. Unent-
schieden (3) zeigt sich etwas mehr als ein Fünftel. Kaum (2) bzw. keine (1)
beruflichen Abstriche für den Partner bzw. die Partnerin gemacht zu haben,
gibt der überwiegende Teil der Befragten an: Diese Antwortvorgaben werden
jeweils von etwa einem Drittel gewählt. Ein geschlechtypischer Effekt findet sich in diesem Falle nicht.[34] Der subjektiven Einschätzung nach haben
weder die untersuchten Frauen noch die untersuchten Männer für ihren Partner bzw. ihre Partnerin schon einmal berufliche Abstriche gemacht.

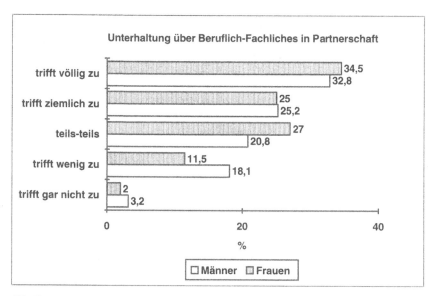

Abb. 52: Unterhaltungen über Beruflich-Fachliches in der Partnerschaft
Angaben in %, n = 557 (Keine Angabe = 37, TNZ = 126, Pearson's R = .05, p > .05, n.s.)

Die Möglichkeit, sich in der Partnerschaft über berufsbezogene Themen
unterhalten oder fachlich auseinandersetzen zu können, kann ebenfalls als

---

34 Pearson's R = -03, n.s.

karrierefördemdes Moment angesehen werden. Partnerschaftliche Gespräche über berufsbezogene Themen sind ein Indikator dafür, inwieweit Berufstätigkeit in der Partnerschaft Unterstützung findet, indem der Partner bzw. die Partnerin 'aktives' Engagement zeigt oder sich inhaltlich mit ihr auseinandersetzt. Die Mehrheit der Befragten kann innerhalb der Partnerschaft auf diese Art der Unterstützung rechnen: Weniger als 20% geben an, sich nicht oder kaum über Beruflich-Fachliches unterhalten zu können. Mehr als die Hälfte antwortet dagegen, sich oft mit der Partnerin bzw. dem Partner über Beruflich-Fachliches zu unterhalten. Ein geschlechtstypischer Effekt zeigt sich auch hierbei nicht. Wenn Frauen und Männer in einer Partnerschaft leben, haben sie ihren Angaben zufolge gleichermaßen häufig die Gelegenheit, sich dort über Beruflich-Fachliches zu unterhalten.

Dem folgenden Item 'Er/Sie unterstützt mich in meiner beruflichen Tätigkeit nach Kräften' stimmt die Mehrheit der Befragten zu: Etwa 40% bzw. 30% der Befragten sind mit der vorgegebenen Aussage 'völlig' (5) bzw. 'ziemlich' (4) einverstanden, fast ein Fünftel wählt die Mittelkategorie (3), und knapp 15% halten das Item für 'wenig' (2) oder 'gar nicht' (1) zutreffend.

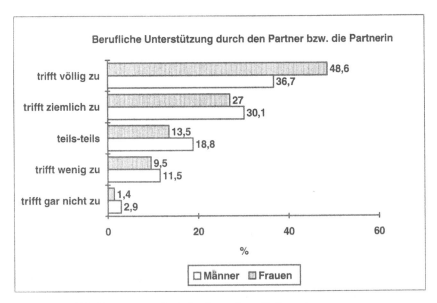

Abb. 53: Berufliche Unterstützung durch den Partner bzw. die Partnerin
Angaben in %, n = 557 (Keine Angabe = 37, TNZ = 126, Pearson's R = .10, p > .05, n.s.)

Frauen geben dabei um mehr als zehn Prozentpunkte häufiger als Männer den Extremwert für Unterstützung an. Sie nehmen mit anderen Worten in weit größerem Ausmaß als ihre Kollegen sehr starke berufliche Unterstützung durch den Partner wahr. Bei den übrigen Antwortmöglichkeiten zeigen sich jedoch in der Häufigkeit der Nennungen keine Unterschiede, die fünf Prozentpunkte übersteigen.[35] Männer geben zwar auch zu etwas mehr als einem Drittel den Höchstwert für Unterstützung an, nennen dafür aber alle Antwortvorgaben, die eine geringere berufliche Unterstützung signalisieren, häufiger als ihre Kolleginnen. Insgesamt kreuzt ein Fünftel der Mediziner Antworten an, die geringe bis gar keine berufliche Unterstützung durch die Partnerin ausdrücken. Mit 14,7% geben Medizinerinnen dies seltener an.

Insgesamt zeigen die ersten beiden zur Erfragung beruflicher Unterstützung konstruierten Items keine Mittelwertunterschiede zwischen den Geschlechtern, was die Wahrnehmung beruflicher Unterstützung durch den Partner bzw. die Partnerin betrifft. Erst beim dritten Item, der sehr allgemeinen Frage nach der beruflichen Unterstützung, zeigt sich ein signifikanter Mittelwertunterschied: Entgegen den vorangegangenen Befunden perzipieren jedoch Frauen, und nicht Männer eine höhere Unterstützungsleistung. Während der Mittelwert bei den Frauen zwischen den Antwortvorgaben 'trifft ziemlich zu' (4) und dem Extrem 'trifft völlig zu' (5) zu verorten ist, liegt der der Männer zwischen der mittleren Antwortvorgabe 'teils-teils' (3), die eine indifferente Bewertung ausdrückt, und der Vorgabe 'trifft ziemlich zu' (4).

Mittelwerte	insgesamt	Männer	Frauen	Differenz
	2,3 (551)	2,3 (403)	2,2 (148)	0,1 n.s.

Tab. 8: Einschätzung beruflicher Abstriche für den Partner bzw. die Partnerin
Angaben in % und absolut (Kein Angabe = 43, TNZ = 126, zweiseitiger t-test, p > .05, n.s.)

Mittelwerte	insgesamt	Männer	Frauen	Differenz
	3,7 (557)	3,7 (409)	3,8 (148)	0,1 n.s.

Tab. 9: Einschätzung der Unterhaltung über Beruflich-Fachliches in Partnerschaft
Angaben in % und absolut (Keine Angabe = 37, TNZ = 126, t-test, p > .05, n.s.)

Mittelwerte	insgesamt	Männer	Frauen	Differenz
	3,9 (557)	3,9 (409)	4,1 (148)	0,3 *

Tab. 10: Einschätzung der beruflichen Unterstützung durch den Partner bzw. die Partnerin
Angaben in % und absolut (Keine Angabe = 37, TNZ = 126, zweiseitiger t-test, p > .05, *)

---

35 Pearson's R = .10, n.s.

Geschlechtstypische Unterschiede zeigen sich damit nur bei der direkten Frage nach beruflicher Unterstützung. Bei der indirekten Umsetzung, den Items 'berufliche Abstriche' und 'beruflich-fachliche Unterhaltung', waren dagegen keine geschlechtstypischen Unterschiede feststellbar. Dieser widersprüchliche Befund ist möglicherweise darauf zurückzuführen, daß die auf abstrakter Ebene perzipierte Unterstützung sich nur in geringem Maße an konkreten Leistungen festmachen läßt. Überdies weist er darauf hin, daß Unterstützungsleistungen geschlechtsabhängig verschieden wahrgenommen und beurteilt werden[36]: Männer perzipieren Hilfeleistungen, die ihnen zuteil werden, offenbar als selbstverständlicher als Frauen. Frauen dagegen nehmen ihnen entgegengebrachte Hilfeleistungen eher als außergewöhnlich und damit als besonders bemerkenswert wahr.[37] Dies könnte erklären, warum die Werte der Medizinerinnen bei den Unterstützungsitems z.T. über denen der Mediziner liegen, obwohl, wie im Vorangegangen gezeigt wurde, beispielsweise die faktische Aufgabenteilung nicht egalitär verläuft. Eine Erklärung für die festgestellte Diskrepanz bietet Regina Becker-Schmidt:

> Frauen und Männer haben jeweils einen unterschiedlichen gesellschaftlichen Stellenwert (Masterstatus), der alle weiteren im Lebenslauf erwerbbaren Statuspositionen überlagert. Für Männer ist dieser 'Masterstatus' an die Berufsrolle gebunden, an welche die Familienernährerrolle gekoppelt ist. Aufgrund der für Männer geltenden breadwinner-Ideologie können sich Familienorientierung und Berufsplanung gleichsinnig aufeinander beziehen; sie kommen ihren familialen Verpflichtungen durch monetäre Leistungen nach. Für Frauen gilt jedoch normativ nach wie vor die Dominanz ihrer Funktion als Familienerhalterin, ihre Berufsrolle ist in normativer Perspektive nachgeordnet – wie immer Frauen subjektiv beide Tätigkeitsbereiche gewichten mögen. (...) Doppelbelastung, Vereinbarkeitsproblematik und Konflikte, die aus widersprüchlichen Planungsperspektiven im Verlauf der Biographie erwachsen, sind dagegen Charakteristika des weiblichen Lebenszusammenhangs. (Becker-Schmidt 1995:11)

Traditionelle Anforderungen, wie die Übernahme der Hausarbeit, sind offenbar auch für die befragten Medizinerinnen immer noch ein selbstverständlicher Teil der weiblichen Geschlechtsrolle.[38] Unterstützungsleistungen von seiten des Partners werden daher als außerordentlich bedeutsam

---

36 Vgl. zusammenfassend zu geschlechtsdifferenter Wahrnehmung Frank (1992).
37 Zu diesem Befund kommen auch Hochschild und Machung (1989). Sie untersuchten die Aufgabenteilung sowie deren Perzeption und Bewertung bei amerikanischen Paaren anhand ausführlicher qualitativer Interviews.
38 Vgl. dazu Bischof (1989) und IPOS (1992).

erlebt und in der Bewertung als besonders positiv vermerkt. Unterstützung und Entlastung sind nach Ansicht der Männer hingegen, sowohl was den Beruf (z.b. Ortswechsel) als auch den Haushalt betrifft, nach wie vor selbstverständlich. Veränderungen haben sich hier vor allem auf der normativen Ebene vollzogen – weniger hingegen auf der Verhaltensebene. Gleichheitspostulate werden inzwischen von Frauen wie Männern gleichermaßen vertreten, obwohl sich das Verhalten bisher keineswegs deutlich verändert hat.[39] Daß dies entscheidend auf die Struktur der Partnerschaft zurückzuführen ist, haben die vorangegangenen Auswertungen belegt. In noch stärkerem Maße jedoch wird die Lebenssituation der Befragten durch Kinder, d.h. durch die Betreuung von Kindern, differenziert, wie im folgenden sichtbar wird.

3.2. Kinder

Diskontinuität, also Unterbrechungen in den Erwerbsverläufen, sowie die Unvereinbarkeit von wissenschaftlicher Tätigkeit und Elternschaft dienen immer noch als stereotyp vorgetragenes Argument für vorenthaltene Karrierechancen – in bezug auf Frauen. Daß es bei ihnen zu Berufsunterbrechungen kommt, wird als quasi selbstverständlich antizipiert und damit zugleich die Annahme der Unvereinbarkeit von Beruf und Familie unhinterfragt perpetuiert. Elke Geenen konstatiert im Rahmen ihrer jüngsten Studie: "Mit stereotypen Vorstellungen einer Unvereinbarkeit von Karriere und Weiblichkeit wird darüber hinaus versucht, Frauen in Richtung traditioneller Rollenmuster zu orientieren." (Geenen 1994:71) Die Autorin zeigt, welche Folgen diese implizite Annahme noch heute besitzt:

> Während Männer im Hinblick auf eine spätere Berufsposition vorbereitet werden, sei es an der Hochschule oder einem anderen Arbeitsplatz, wird von Frauen implizit erwartet oder vermutet, daß sie spätestens nach der Promotion ihren Schwerpunkt auf die Familie verlagern. (Geenen 1994:71)

Befragungen zeigen immer wieder, daß Angst vor Schwangerschaft als Argument für die geringe Bereitschaft, Ärztinnen einzustellen, angeführt wird.[40] Arbeitslose Medizinerinnen werden z.B. bei Bewerbungen mit einer solchen Einstellung konfrontiert: "Immer noch wird Ärztinnen offen vorgehalten, sie

---

39 Vgl. dazu etwa IPOS (1992), Kappelhoff (1989), Metz-Göckel/Müller (1987).

40 So etwa Marburger Bund (1985:28), Mixa (1995). Die Beschäftigungschancen von Frauen in Abhängigkeit von den Einstellungen der Arbeitgeber untersuchten Braszeit u.a. (1989).

sollten sich lieber um die Familie kümmern und den Mann Karriere machen lassen." (Betzhold u.a. 1990:34) Nicht umsonst sprechen einige Autorinnen in diesem Zusammenhang vom "Mythos Unvereinbarkeit" (Nowotny 1986), vom "man-made myth" (Homans 1987). Unvereinbarkeit und Erwerbsunterbrechungen wegen Kinderbetreuung werden dabei nach wie vor allein für den weiblichen Lebensverlauf problematisiert.[41]

Diese einseitige Zuordnung kann inzwischen – insbesondere in einer Studie zur beruflichen und familialen Lage – keinesfalls länger aufrechterhalten werden. Dies gilt zum einen, weil sich aufgrund der Parallelität von Privatbereich und Beruf aus der familialen Situation für beide Geschlechter unterstützende wie hinderliche Momente für den beruflichen Werdegang ergeben können. Ein zweiter Grund besteht aber auch darin, daß der soziale Wandel der letzten Jahrzehnte nicht unberücksichtigt bleiben kann:

> Die Veränderungen im Verhalten und in den Lebensentwürfen von Frauen müßten, so ist zu vermuten, will man Männern nicht Gleichgültigkeit gegenüber Partnerschaft und Vaterschaft unterstellen, auch Folgen für die Lebensentwürfe von Männern haben. Männer können nicht mehr selbstverständlich und ausschließlich den Frauen den Bereich der Familie zuordnen und zwar weder den Wunsch nach einer Familie noch den Alltag der Familienarbeit. (Tölke 1991:117)

Insbesondere in der Bundesrepublik stehen dieser Auffassung eine Reihe von Stimmen entgegen[42], denn: "In den alten Ländern der Bundesrepublik ist die Frage der außerfamilialen Betreuung von Kindern unter drei Jahren stark ideologisch geprägt." (Schiersmann 1995:101) Auch in der Medizin wird die Notwendigkeit der Kinderbetreuung durch die eigene Mutter häufig noch in sehr traditioneller Form thematisiert, obwohl diese Betreuungsform stark kulturell und normativ geprägt ist. Dementsprechend unterliegt Kinderbetreuung sozialen Wandlungen und Veränderungen, wie beispielsweise Elisabeth Badinter an der Geschichte des Gefühls 'Mutterliebe' nachgezeichnet hat.[43] Auch wenn in der BRD ein immer größerer Anteil von Frauen[44] nach der Geburt eines Kindes die Erwerbstätigkeit wieder aufnimmt und zudem auch die

---

41 Vgl. dazu Tölke (1991).
42 Vgl. etwa Becker (1989:31) und IPOS (1992).
43 Vgl. dazu insbesondere Badinter (1984).
44 Untersuchungen zeigen, daß bereits Ende der 70er Jahre etwa ein Drittel aller verheirateten Frauen nach drei Jahren wieder in das Erwerbssystem zurückkehrte. Dieser Anteil erhöhte sich in den 80er Jahren sogar auf ca. 45 %, vgl. BJFG (1986:24). Vgl. dazu auch Hofbauer (1977), Huinink (1989).

Dauer der Unterbrechungszeiten stetig sinkt[45], sind in anderen westeuropäischen Ländern höhere Erwerbsquoten von Müttern feststellbar, und die Erwerbstätigkeit von Frauen mit Kindern in der Kleinkindphase ist dort weitaus selbstverständlicher.[46]

Auch historisch betrachtet stehen die Geburt von Kindern und die Erwerbsarbeit der Mütter nicht in direktem Zusammenhang.[47] So verliefen der Anstieg der weiblichen Erwerbstätigkeit auf der einen und der Fertilitätsrückgang auf der anderen Seite innerhalb der letzten 100 Jahre keineswegs parallel. Besonders aufschlußreich ist der Zeitraum von 1950-1965, in dem sich die Zahl erwerbstätiger Mütter drastisch erhöhte und die beginnenden 60er Jahre zugleich durch den sogenannten 'Baby-Boom' gekennzeichnet waren.[48]

Doppelbelastung durch Familie und Beruf wird dennoch als Begründung für die geringeren Erfolge von Frauen im Beschäftigungssystem angeführt. Somit stellt sich die Frage, ob sich Mutterschaft tatsächlich im beruflichen Bereich erfolgsmindernd auswirkt. In einer Untersuchung stellt Annemette Soerensen (1983) für die USA lediglich fest, daß Kinder bei ihren Müttern Erwerbsunterbrechungen verursachen können, wodurch die Beschäftigungszeit der Frauen reduziert wird. Soerensen[49] nennt die Beschäftigungszeit "labor force experience" und bezeichnet damit die am Arbeitsmarkt verbrachte Zeit, die zur Bildung von Humankapital (z.B. Qualifikation), Einkommenskapazität und sozialen Netzwerken genutzt werden kann. Diese Zeit und mit ihr verbundene Chancen fallen bei Personen, die ihre Erwerbstätigkeit unterbrechen, naturgemäß geringer aus. Darüber hinaus hat Soerensen nachgewiesen, daß Mutterschaft oder Kinderzahl keinen weiteren Effekt auf den Berufsstatus innerhalb des Erwerbssystems ausüben.[50] Bei Müttern, die unterbrochen haben, beeinflussen Kinder lediglich den Zeitpunkt der Rückkehr in das Erwerbssystem und damit den beruflichen Status ihrer Mütter.

---

45 BJFG (1986:17).

46 Vgl. Becker (1989), Schiersmann (1995).

47 Vgl. Höhn (1982), Handl (1988).

48 Vgl. Schwarz (1981:75).

49 Soerensen (1983).

50 Für die Bundesrepublik kommt Galler (1988) zu ähnlichen Ergebnissen in bezug auf Einkommensdefizite von Frauen. Er weist nach, daß die zeitliche Dauer seit der letzten Vollerwerbsphase einen deutlich verringernden Effekt auf das aktuelle Einkommen ausübt. Sowohl Erwerbsunterbrechungen als auch Teilzeitbeschäftigungen bedingen dementsprechend nicht mehr aufholbare Verluste der Einkommenskapazität.

Der Statuszuwachs, den die Mutter im Beschäftigungssystem erreichen kann, wird durch Kinder indes nicht gemindert: "Once she is in the labor force, the woman with many children and/or long periods of time outside the labor force seems to have the same few opportunities for advancement as other women do." (Soerensen 1983:42)

Studien speziell zu Wissenschaftlerinnen bestätigen diesen Befund. Sie zeigen, daß sich die Existenz von Kindern keineswegs auf die wissenschaftliche Produktivität ihrer Mütter auswirkt: Jonathan Cole und Harriet Zuckerman (1987) verglichen in den USA die Publikationshäufigkeit im Lebenslauf von kinderlosen Wissenschaftlerinnen und Wissenschaftlerinnen mit Kindern. Obwohl insgesamt Wissenschaftlerinnen geringere Publikationsraten aufzuweisen hatten als Wissenschaftler, fanden sich jedoch zwischen den beiden Gruppen von Frauen keine Unterschiede. Es war also kein Zusammenhang zwischen Veröffentlichungen und biographischen Ereignissen (Heirat, Geburt von Kindern, Scheidung) feststellbar.[51] Dies bedeutet jedoch nicht, daß keine zusätzlichen Verpflichtungen aus der familialen Situation erwachsen, sie finden lediglich keinen Niederschlag in der wissenschaftlichen Produktivität. Dennoch ist das Fazit der angeführten Untersuchung bemerkenswert: "Warum veröffentlichen Männer deutlich mehr Arbeiten im Laufe ihres Berufslebens als Frauen mit vergleichbarem Hintergrund? Der Unterschied läßt sich offenbar nicht durch ihre familiären Verpflichtungen erklären." (Cole/ Zuckermann 1987:49) Demnach ergeben sich entscheidende berufliche Unterschiede nicht durch die Existenz von Kindern, sondern aufgrund von Faktoren, die in anderer Weise mit der Geschlechtszugehörigkeit gekoppelt sind.

Unterbrechungen verringern besonders bei hochqualifizierten Frauen den durchschnittlichen beruflichen Status, wie Johannes Huinink (1989) nachweist. Bei unterbrechenden Frauen jüngerer Altersgruppen reduziert sich der maximal erreichte sozio-ökonomische Status im Vergleich zu den kontinuierlich erwerbstätigen Frauen erheblich. Aufgrund dieser Erkenntnisse kommt der Autor zu einer resignierten Einschätzung:

> Auch wenn sich insgesamt die Erwerbschancen von Frauen verbessert haben, die Wiedereinstiegsraten ansteigen, die Unterbrechungsquoten sinken, so haben sich die Karrierechancen dieser Frauen, zumal wenn sie zwischenzeitlich den Beruf aufgeben, relativ zu den kinderlosen verschlechtert." (Huinink 1989:155)

---

51 Vgl. dazu auch Gorzka/Teichler (1987). Nave-Herz u.a. (1991:75) finden für Wissenschaftlerinnen in der Bundesrepublik allerdings geringere Publikationsraten.

Mit der Zusammenstellung dieser Befunde wurde bisher einer traditionellen Logik gefolgt, die die Verantwortung für Kinder ausschließlich Frauen zuordnet und sich bei der Untersuchung von Auswirkungen der Geburten ausschließlich auf den weiblichen Lebensverlauf konzentriert.[52] Im Rahmen der vorliegenden Studie, die u.a. die Interdependenzen von Berufs- und Familienbereich untersucht, ist es jedoch unerläßlich, das Kinder- und Erziehungsproblem für beide Geschlechter – Frauen und Männer – zu thematisieren. Daher wurde der Komplex Kinder und insbesondere Kinderbetreuung sowohl für Medizinerinnen als auch für Mediziner untersucht. Zunächst sollen die Befunde zur Kinderzahl der Befragten dargestellt werden. Anschließend wird die Einschätzung der Befragten zu (unspezifischen) Berufsunterbrechungen und -wiedereinstiegen wiedergegeben, um dann mit (realen) Unterbrechungserfahrungen kontrastiert zu werden. Abschließend wird dargestellt, wie die befragten Medizinerinnen und Mediziner das Problem der Kinderbetreuung in verschiedenen Altersphasen organisatorisch geregelt haben.

3.2.1. Kinderzahl

Obwohl nicht von einem grundsätzlichen Effekt von Kindern auf die wissenschaftliche Produktivität ihrer Mütter ausgegangen werden kann, sind Frauen in hohen Positionen des Wissenschaftsbetriebs häufiger als Männer in vergleichbarer Stellung kinderlos. Rosemarie Nave-Herz, Corinna Onnen-Isemann und Ursula Oßwald stellen in einer Untersuchung von Hochschullehrkräften fest, daß mehr als die Hälfte der Professorinnen, aber nur 12% der Professoren kinderlos sind, obwohl die Autorinnen selbst konstatieren: "Karriere muß nicht bedeuten: Verzicht auf Kinder". (Nave-Herz u.a. 1991:75)

Wie stellt sich nun die Situation unter den befragten Medizinerinnen und Medizinern dar? Die Befragungspopulation unterscheidet sich insofern von denen der angeführten Untersuchungen, als sie verschiedene berufliche Positionen und Altersgruppen umfaßt. Insgesamt ist nahezu die Hälfte der

---

52 Tölke schreibt in diesem Zusammenhang: "Daß den Männern in der Familienforschung zunehmend mehr Bedeutung zur Erklärung der gegenwärtigen familialen Situation zugeschrieben werden sollte, findet sich begrüßenswerterweise zumindest als Forderung mittlerweile bei einigen Autoren (z.B. Kaufmann 1990), und es gibt auch vereinzelt Untersuchungen über Männer ..." (1991:118). Obwohl die Zahl solcher Studien inzwischen zugenommen hat, scheint Tölkes Aussage dennoch weiterhin Gültigkeit zu besitzen: "Wie sich Männer zur Familiengründung verhalten wird nur selten thematisiert ..." (1991:117).

Befragten – nämlich 49,6% – kinderlos. Jeweils ein Fünftel der Befragten hat ein oder zwei Kinder, nicht ganz 10% haben drei und weitere knapp 5% vier Kinder. Geschlechtstypische Differenzen in bezug auf Elternschaft treten auch bei den hier untersuchten Personen deutlich hervor:[53] Während von den Männern nur 42% keine Kinder haben, sind es bei den Frauen nicht ganz zwei Drittel (66,8%). Dies ist eine Differenz von fast 25 Prozentpunkten.[54]

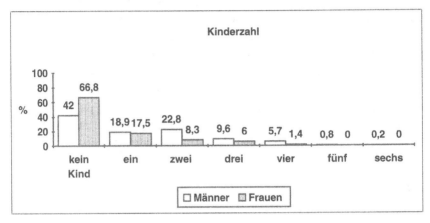

Abb. 54: Kinderzahl
Angaben in %, n = 708 (Keine Angabe = 12, Pearson's R = -.24, p < .01, **)

Etwa ein Fünftel der Befragten beider Geschlechter hat ein Kind. Dieser Befund bedeutet für Frauen und Männer jedoch Unterschiedliches: Mit einem Einzelkind zu leben, stellt für die befragten Medizinerinnen, neben der Kinderlosigkeit, die am häufigsten vorkommende Lebensform dar. Zwei Kinder haben nicht einmal 10%, und drei und mehr Kinder hat nur ein verschwindend geringer Teil der Frauen. Gänzlich anders ist die Situation bei den befragten Medizinern. Bei ihnen sind zwei Kinder häufiger als nur eines, und fast jeder zehnte hat drei Kinder. Immerhin noch 5,7% haben vier Kinder.

---

53 Pearson's R = -.23, **.

54 Diese Werte korrespondieren mit Werten aus einer Befragung unter den wissenschaftlichen MitarbeiterInnen an der Medizinischen Hochschule Hannover (MHH) aus dem Jahre 1991: Auch hier war die Differenz zwischen Frauen und Männern signifikant: 53,5% der Männer und nur 30,7% der Frauen hatten Kinder. Vgl. Senatsbeauftragte für Frauenfragen sowie Vorsitzender des Arbeitskreises der Wissenschaftlichen Mitarbeiterinnen und Mitarbeiter der MHH (Hg.) (1993).

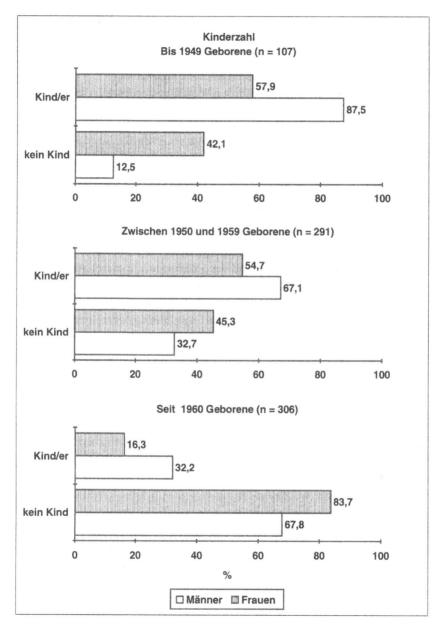

Abb. 55: Kinderzahl nach Altersgruppe
Angaben in % (Keine Angabe insgesamt = 16)

Die unterschiedlichen Lebensformen spiegeln sich in deutlichen Mittel-
wertdifferenen zwischen den Geschlechtern wider: Für die Mediziner ergibt
sich eine durchschnittliche Kinderzahl von 1,2, bei den Medizinerinnen sind
es 0,6. Die Mittelwertdifferenz von 0,6 ist hoch signifikant.

Ergeben sich im Hinblick auf Kinder Wandlungstendenzen, die sich möglicherweise nicht im Querschnitt der Befragten, sondern nur in bestimmten
Gruppen zeigen? Die Betrachtung des Zusammenhangs zwischen Geschlecht
und Kinderlosigkeit belegt, daß sich dieser über die Altersgruppen keinesfalls
auflöst, jedoch geringer wird. In der ältesten Gruppe ist der Zusammenhang
am stärksten:[55] Nur etwas über 10% der Männer haben kein Kind. Der Anteil
der kinderlosen Frauen liegt dagegen um dreißig Prozentpunkte höher bei
42,1%. Für fast die Hälfte der Ärztinnen dieser Altersgruppe ging damit der
berufliche Erfolg mit Kinderlosigkeit einher. Diese Differenz ist in der mittleren Altersgruppe weit weniger ausgeprägt. Etwa ein Drittel der Männer und
45,3% Frauen sind kinderlos, so daß der Unterschied in dieser Altersgruppe
nur etwa zehn Prozentpunkte beträgt. Deutlicher ist der Zusammenhang erneut in der jüngsten Altersgruppe. Zwar ist der überwiegende Teil dieser
Gruppe, etwa drei Viertel der Befragten, zum Befragungszeitpunkt (noch)
kinderlos. Die Differenz zwischen den Geschlechtern beträgt aber dennoch
etwa fünfzehn Prozentpunkte: Kinderlos sind 67,8% der Männer gegenüber
83,7% der Frauen.

Besonders in der ältesten untersuchten Altersgruppe übersteigt die Zahl
kinderloser Frauen die der Männer bei weitem. In den beiden jüngeren Altersgruppen ist kein entsprechend stark ausgeprägter Zusammenhang zu
finden, obwohl die Unterschiede sich auch nicht nivelliert haben. Unter den
Befragten, die nicht kinderlos sind, verfügen Mediziner über eine größere
Kinderzahl als Medizinerinnen, die größtenteils nur ein Kind haben.

3.2.2. Berufsunterbrechungen

Potentielle Berufsunterbrechungen werden als Rechtfertigung für stagnierende Karrieren, aber auch für geringere berufliche Chancen von Frauen
angeführt. Dies haben z.B. Hilary Homans (1987) für den nationalen Gesund-
heitsdienst der USA und Elke Geenen (1994) für das Wissenschaftssystem

---

55 Das Zusammenhangsmaß beträgt in der ältesten Gruppe Pearson's R = -.30,**, in der mittleren
   Pearson's R = -.11,** und in der jüngsten Pearson's R = -.18**.

der Bundesrepublik nachgewiesen. Ursula Ackermann-Liebrich, Karen Gerber und Maria Lachenmeier (1983) zeigen dasselbe für Schweizer Ärztinnen, und in jüngster Zeit wurde diese Argumentation von Elisabeth Mixa (1995) auch für die Medizin in Österreich nachgezeichnet. Zu Unterbrechungen im beruflichen Werdegang kann es jedoch auch aus verschiedenen anderen Gründen kommen, beispielsweise aufgrund von Arbeitslosigkeit, langwierigen Krankheiten, Wehr- oder Zivildienst und Auslandsaufenthalten. Zunächst interessiert daher eine generelle Einschätzung der Konsequenzen von Unterbrechungen in der Medizin. Zur Beantwortung der Frage 'Glauben Sie, daß Berufsunterbrechungen in der Medizin auf jeden Fall berufliche Nachteile zur Folge haben?' war eine fünfpolige Skala von 'keinesfalls' (1) bis 'ganz sicher' (5) vorgegeben.

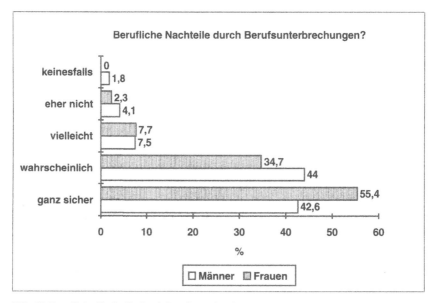

Abb. 56: Berufliche Nachteile durch Berufsunterbrechungen
Angaben in %, n = 715 (Keine Angabe = 5, Pearson's R = .12, p < .01, **)

Mehr als 80% der Befragten kreuzen die extremen Vorgaben 'wahrscheinlich' (4) oder 'ganz sicher' (5) an. Diese pessimistische Einschätzung war insgesamt zu erwarten, interessanter sind die nach Geschlecht aufgeschlüsselten Antworten:

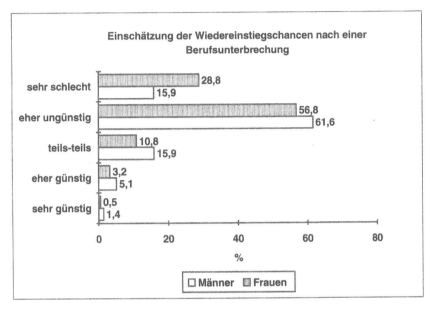

Abb. 57: Wiedereinstiegschancen nach einer Berufsunterbrechung
Angaben in %, n = 712 (Keine Angabe = 8, Pearson's R = -.15, p > .01, **)

Medizinerinnen geben in weit stärkerem Ausmaß als Mediziner die extreme negative Antwortmöglichkeit an. Mediziner dagegen halten negative Folgen von Berufsunterbrechungen häufiger nur für 'wahrscheinlich'. Der Mittelwert für dieses Statement liegt bei 4,3. Die Geschlechter unterscheiden sich auf dem 1%-Niveau signifikant: Der Mittelwert der Männer beträgt 4,2; bei den Frauen hingegen liegt er bei 4,4. Mediziner, die kaum dem Risiko einer Berufsunterbrechung ausgesetzt sind, halten Berufsunterbrechungen für ein weniger gravierendes Karrierehemmnis als ihre Kolleginnen.

Dem vorherigen Ergebnis entspricht auch die geschlechtstypische Wahrnehmung der Wiedereinstiegschancen nach einer beruflichen Unterbrechung. Obwohl Wiedereinstiegschancen grundsätzlich als schlecht eingeschätzt wurden, ergeben sich geschlechtsspezifische Differenzen: Bei der Einschätzung von Wiedereinstiegschancen, die wiederum auf einer fünfpoligen Skala abgefragt wurde, kreuzen etwa 20% der Befragten die Antwortvorgabe 'sehr schlecht' (1) an, ca. 60% entscheiden sich für 'eher ungünstig' (2), und immerhin noch fast 15% antworten mit der Mittelkategorie. Positive Einschätzungen finden sich nur zu ca. 5%.

Deutlich zeigt sich die unterschiedliche Einschätzung der Geschlechter auch im Vergleich der Mittelwerte (Mittelwert = 2,1): Während der Mittelwert der Frauen bei 1,9 liegt, also zwischen den beiden negativen Antwortvorgaben, befindet sich der der Männer bei 2,1. Die Mittelwertdifferenz von 0,2 ist auf dem 1%-Niveau signifikant. Medizinerinnen, für die insgesamt eine höhere Wahrscheinlichkeit von nicht-berufsbedingten Unterbrechungen als für Mediziner besteht, perzipieren ein größeres berufliches Risiko und sehen geringere Chancen für einen beruflichen Wiedereinstieg als Mediziner. Mediziner schätzen demgegenüber die Konsequenzen einer Unterbrechung in der Medizin zwar als schwerwiegend ein, halten sie aber gleichwohl für weniger gravierend und Wiedereinstiege für weniger schwierig. Dieses Ergebnis ist insofern interessant, als die festgestellte geschlechtsspezifische Differenz erklärungsbedürftig ist. Es ergibt sich hieraus die Frage, ob und inwieweit die Folgen von Berufsunterbrechungen abhängig sind von der Art der Unterbrechung und – möglicherweise – vom Geschlecht der Person, die unterbricht.

Diesen Befunden soll nun die Einschätzung der Folgen von Berufsunterbrechungen gegenübergestellt werden, die tatsächlich zur Betreuung von Kindern eingelegt wurden. Um solche Unterbrechungen allgemein kennzeichnen zu können, soll jedoch zunächst gefragt werden, ob die Befragten aus diesem Grund beruflich unterbrochen haben und in welcher Phase ihres beruflichen Werdegangs die Unterbrechung plaziert war.

3.2.3. Berufsunterbrechungen und Kinderbetreuung

Nicht allein berufliche Ausfallzeiten, die durch die Fürsorge für Kinder entstanden sind, besitzen Einfluß auf den beruflichen Werdegang. Hinzu kommen die normativen Vorstellungen derjenigen, die Einstellungen und Personalentscheidungen vornehmen.[56] Das spezifische Frauen- und insbesondere Mutterbild dieser 'gate keeper' – vor allem wenn ihnen Familie und Beruf für Frauen unvereinbar erscheinen – kann die berufliche Entwicklung von Frauen entscheidend behindern. Daher wurde dieser Bereich in der vorliegenden Untersuchung unter einer die Geschlechter vergleichenden Perspektive abgefragt, wobei nicht allein Mütter nach eventuellen Betreuungszeiten gefragt wurden, sondern auch Väter. Die Antworten überraschen, da sie einen erstaunlich hohen Teil von Männern ausweisen, die angeben, sich langfristig

---

56 Vgl. Braszeit u.a. (1989).

vollständig der Kinderbetreuung gewidmet zu haben. Erst auf den zweiten
Blick, eingedenk der Differenz von normativen Vorstellungen und faktischem Verhalten vieler Männer in Partnerschaften[57], gewinnen diese Befunde an Plausibilität. Über die vorliegende Studie hinaus eröffnen sich damit
zugleich weiterführende Forschungsfragen.

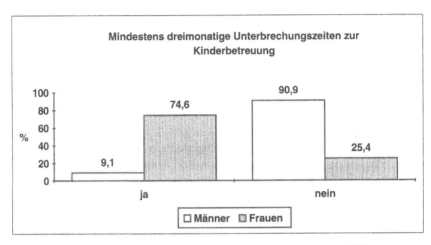

Abb. 58: Unterbrechung der Berufskarriere zur Kinderbetreuung, nur Befragte mit Kindern
Angaben in %, n = 345 (Keine Angabe = 24, TNZ = 351, Phi = -.63, p < .01, **)

Von allen Befragten geben 78 an – das entspricht etwa jeder zehnten
Person – sich seit Beginn des Studiums für mehr als drei Monate aus-
schließlich der Kinderbetreuung gewidmet zu haben.[58] Von allen befragten
Frauen gilt dies für knapp ein Viertel, bei den Männern für fünf Prozent.
Damit haben also insgeamt 53 Medizinerinnen und 25 Mediziner Kinder-
betreuungszeiten angegeben.

Werden nur die Befragten mit Kindern betrachtet, ergibt sich ein Anteil
von 22,6% Personen mit Unterbrechungen. Aufgeschlüsselt nach Geschlecht
zeigt sich das folgende Bild: Unterbrechungszeiten geben drei Viertel von

---

57 Sowie einem entsprechend unterschiedlichen Antwortverhalten, vgl. Höpflinger (1986) und
   Keddi/Seidenspinner (1991).

58 Es konnten hier allerdings nur diejenigen befragt werden, die nach einer Unterbrechungszeit
   ihre Erwerbstätigkeit an der Universität wieder aufgenommen haben. Personen zu befragen,
   die nach dem Abbruch nicht wieder an die Universität zurückgekehrt sind, hätte eine gesonder-
   te Studie erfordert.

den Müttern an. Das heißt aber gleichzeitig, daß ein Viertel der Frauen Kinder bekommen hat, ohne daß sich dies auf den beruflichen Werdegang mit einer mehr als dreimonatigen Unterbrechung ausgewirkt hätte.[59] Anders verhält es sich bei den Männern: Bei ca. 90% hat die Vaterschaft keine Unterbrechungszeiten im Berufsverlauf zur Folge. Der Anteil von Vätern, die Betreuungszeiten angeben, ist mit fast 10% sogar bemerkenswert hoch.

Gerade vor dem Hintergrund neuerer Befunde ist die große Zahl von Vätern, die angeben, sich mehr als drei Monate ausschließlich der Kinderfürsorge gewidmet zu haben, erstaunlich. Zwar ergeben Studien wie die von Maria S. Rerrich (1990), daß sich die Zeit, die Väter mit ihren Kindern verbringen, in den letzten Jahren erhöht hat. Es liegen bisher jedoch keine Anzeichen dafür vor, daß die Zahl von Vätern, die sich der Kinderbetreuung widmen, enorm angestiegen ist.

Im Gegenteil liegt in der Bundesrepublik der Anteil von Männern, die den Erziehungsurlaub in Anspruch nehmen, lediglich bei 1%[60]. Außerdem läßt sich nachweisen, daß sich die Inanspruchnahme des gesetzlichen Elternurlaubs mit der Höhe der beruflichen Position verringert. Vor diesem Hintergrund erscheint es daher umso unwahrscheinlicher, daß sich gerade unter den Befragten ihren Angaben zufolge überproportional viele Väter über einen längeren Zeitraum auf die Kinderversorgung konzentriert haben.

Allerdings wurde nicht die Inanspruchnahme von Erziehungsurlaub erhoben, sondern weit unspezifischer gefragt: 'Haben Sie sich seit dem Beginn Ihres Studiums schon einmal für einen Zeitraum von mehr als drei Monaten ausschließlich der Kinderbetreuung gewidmet, d.h. Ihre Tätigkeit dafür unterbrochen?' So ist anzunehmen, daß in den Antworten eine Tendenz zu Gleichheitsnormen bzw. normativem Wandel bezüglich der Vaterrolle zum Ausdruck kommt. Marlene Stein-Hilbers bezeichnet dies als das "neu erwachte Interesse von Männern an Kindern" (Stein-Hilbers 1994:140). Des weiteren sind Effekte geschlechtsdifferenter Wahrnehmung beim Antwortverhalten zu vermuten, vor allem da die vorliegenden Befunde Hinweise auf eine geschlechtsspezifisch unterschiedliche Bedeutung der angegebenen Unterbrechungszeiten liefern.

---

59 In der Studie von Nave-Herz u.a. (1991) unter Hochschullehrkräften gab keine der befragten Professorinnen eine Unterbrechungszeit aus diesem Grund an.

60 Laut Bundesministerium für Familie und Senioren 1993, zitiert nach Schiersmann (1995:107).

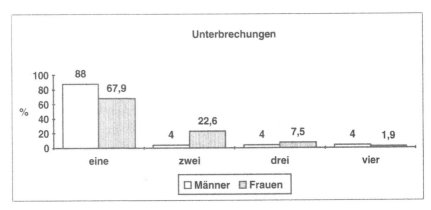

Abb. 59: Anzahl der Unterbrechungen
Angaben in %, n = 78 (Keine Angabe = 1, TNZ = 641, Pearson's R = .13, p > .05, n.s.)

Die Betrachtung der Dauer der angegebenen Unterbrechungen ergibt
bereits erste Anhaltspunkte für geschlechtsspezifische Differenzen: Durchschnittlich haben die Befragten 21,6 Monate, also fast zwei Jahre, ihre berufliche Tätigkeit unterbrochen. Die längste genannte Unterbrechung betrug 22
Jahre, die zweitlängste dauerte zehn Jahre. Am häufigsten findet sich eine
Unterbrechungszeit von einem halben Jahr. Dabei zeigen sich zwischen den
Geschlechtern starke Unterschiede: Bei den Vätern beträgt die durchschnittliche Unterbrechungszeit etwas mehr als ein halbes Jahr. Am häufigsten genannt wird eine Zeitspanne von sechs Monaten. Die längste Unterbrechung
ist mit 20 Monaten angegeben. Höher liegen die Werte bei den Frauen: 2,4
Jahre beträgt bei ihnen die durchschnittliche Unterbrechungsdauer, und die
am häufigsten genannte Zeit ist eine Dauer von zwölf Monaten. So zeigt der
Test auf Mittelwertunterschiede signifikante Differenzen von mehr als anderthalb Jahren in den Unterbrechungszeiten von Frauen und Männern.

Mittelwerte	insgesamt	Männer	Frauen	Differenz
	21,6 (78)	7,8 (25)	28,2 (53)	20,4**

Tab. 11: Mittelwerte der Unterbrechungsdauer
Angaben in % und absolut (TNZ = 642, zweiseitiger t-test, p < .01, **)

Als einem weiteren Kennzeichen von erziehungsbedingten beruflichen
Unterbrechungszeiten wurde nach der Anzahl der Unterbrechungen gefragt.
Als maximale Anzahl nennen zwei Befragte vier Unterbrechungen. Drei

Viertel geben eine, 16% zwei und 6,4% drei Unterbrechungen an. Männer
nennen häufiger als Frauen nur eine Unterbrechung (88% zu 68%). Frauen
geben zu etwa einem Fünftel auch zwei Unterbrechungen an (22,6%). Damit
zeichnet sich bereits an dieser Stelle ab, daß die abgefragten Unterbrechungszeiten für Frauen und Männer eine jeweils andere Bedeutung haben. Dieser
Eindruck wird durch weitergehende Beobachtungen bestärkt.

Um die Unterbrechungszeiten im beruflichen Werdegang lokalisieren zu
können, wurde gefragt, in welchem Ausbildungs- bzw. Berufsabschnitt diese
plaziert waren. Dabei wurden die Phasen 'während des Studiums (inkl. PJ)',
'nach dem PJ und vor dem 3. Staatsexamen', 'zwischen 3. Staatsexamen und
erster Anstellung', 'während des AiP', 'zwischen AiP und erster Anstellung',
'während eines regulären Beschäftigungsverhältnisses' und 'zwischen zwei
Beschäftigungsverhältnissen' unterschieden.

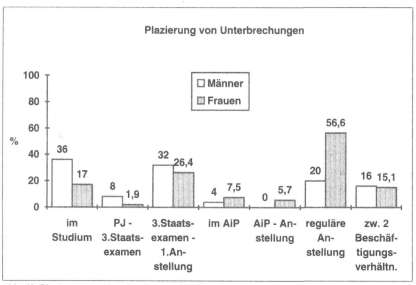

Abb. 60: Plazierung der Unterbrechungszeiten im beruflichen Werdegang
Angaben in %, Mehrfachnennungen möglich, n = 78

Wie aus der Abbildung hervorgeht, werden einige Phasen nicht nur häufiger genannt, sondern haben darüber hinaus für die Geschlechter auch eine
unterschiedliche Bedeutung: Mehr als ein Drittel der Männer gibt eine Unterbrechungszeit während des Studiums an, aber weniger als ein Fünftel der

Frauen. Häufiger von Männern als von Frauen wird die Zeit vor dem Dritten Staatsexamen und zwischen dem Dritten Staatsexamen und der ersten Anstellung genannt. Spätere berufliche Phasen sind weit stärker bei Medizinerinnen als bei Medizinern durch Unterbrechungszeiten gekennzeichnet.

Erkennbar wird, daß die von Medizinern angegebenen Unterbrechungszeiten in Phasen des Berufsverlaufs fallen, in denen Ausfallzeiten zumeist keine gravierenden beruflichen Kosten verursachen. Dies gilt für die Studienzeit und insbesondere für die Zeit zwischen Studienabschluß und erster Anstellung sowie für den Zeitraum zwischen zwei Beschäftigungsverhältnissen. Medizinerinnen nennen diese Plazierungen in vergleichsweise geringerem Maße. Sie geben statt dessen auch Unterbrechungsphasen in Lebensabschnitten an, für die größere Kosten angenommen werden können (AiP, während eines Beschäftigungsverhältnisses). Dieser Befund kann folglich als ein Indikator für geschlechtsdifferentes Antwortverhalten bzw. geschlechtsdifferente Wahrnehmung angesehen werden. Es bleibt zu prüfen, ob Frauen Kinderbetreuungszeiten in bestimmten Lebensphasen nicht als Unterbrechungszeiten werten. Bislang ebenso ungeklärt ist, ob Männer – im Gegensatz zu Frauen – Phasen einer geringeren beruflichen Belastung, in denen sie sich vermehrt der Kinderbetreuung widmen können, als Unterbrechungszeiten ansehen.

Berufliche Nachteile durch Unterbrechung und Kinderbetreuung
Um die skizzierten Annahmen mit der subjektiven Einschätzung von Folgen der angegebenen Unterbrechungszeiten vergleichen zu können, wurde zunächst sehr allgemein gefragt: 'Glauben Sie, daß Sie durch diese Unterbrechung bzw. Pause berufliche Nachteile gehabt haben?' Auf einer fünfpoligen Antwortvorgabe waren Antworten von 'keinesfalls' (1) bis 'ganz sicher' (5) vorgegeben.

Die Befunde stellen sich folgendermaßen dar:[61] Während kein einziger Vater angibt, durch die Unterbrechung 'ganz sicher' berufliche Nachteile gehabt zu haben, ist es ein Drittel der Mütter, die diesen extremen Wert nennen. Am anderen Pol der Antwortvorgaben verhält es sich umgekehrt: 36% der Männer geben an, 'keinesfalls' berufliche Nachteile erfahren zu haben. Bei den Frauen ist dieser Anteil um mehr als zehn Prozentpunkte geringer.

---

61 Pearson's R = .38,**.

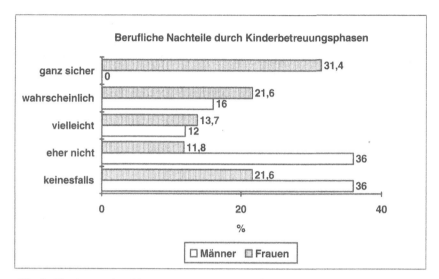

Abb. 61: Einschätzung beruflicher Nachteile durch Unterbrechungszeiten für Kinderbetreuung
Angaben in %, n = 76 (Keine Angabe = 2, TNZ = 642, Pearson's R = .38, p < .38, **)

Die Geschlechtszugehörigkeit hat demnach einen eindeutigen Effekt auf die
Einschätzung der beruflichen Folgen. Der Mitttelwert aus allen Antworten
beträgt 2,9 und liegt demnach nahe der Vorgabe 'vielleicht'. Wird nach Geschlecht aufgeschlüsselt, zeigen sich deutliche Abweichungen, die sich statistisch in einer hoch signifikanten Mittelwertdifferenz ausdrücken: Der
Mittelwert der Männer beträgt nur 2,1; bei den Frauen liegt er bei 3,3. Die
durchschnittliche Einschätzung der beruflichen Folgen von Unterbrechungen
befindet sich bei den Medizinern also im neutralen Bereich, negative Folgen
der Unterbrechung werden kaum gesehen. Im Gegensatz dazu stehen die Einschätzungen der Frauen: Sie gehen weit in den negativen Bereich hinein.

Dieses Ergebnis bestärkt die Annahme, daß im Lebenslauf von Medizinern Kinderbetreuungszeiten dort plaziert bzw. genannt werden, wo sie keine
beruflichen Kosten verursachen. Anders verhält es sich bei den Medizinerinnen. Hier läßt die Plazierung der Unterbrechungszeiten stärkere berufliche
Einbußen erwarten, was entsprechend in der subjektiven Einschätzung der
Betroffenen zum Ausdruck kommt.

Ein weiteres Item wurde zur Einschätzung beruflicher Nachteile aufgrund
der Existenz von Kindern formuliert. Diese Frage zielt nicht auf Folgen von
Berufsunterbrechungen ab, sondern betrifft alle Problemlagen, die sich durch

die Elternschaft ergeben – wie etwa die Aufgabe, Kinderfürsorge und berufliche Anforderungen miteinander zu vereinbaren, oder aber Einbußen, die
aufgrund von Zuschreibungsprozessen durch andere hingenommen werden
müssen. Damit sind z.b. Annahmen über geringeres berufliches Engagement
und schwächere Arbeitsmotivation gemeint oder die Vorstellung, Mütter
sollten überhaupt nicht erwerbstätig sein.[62]

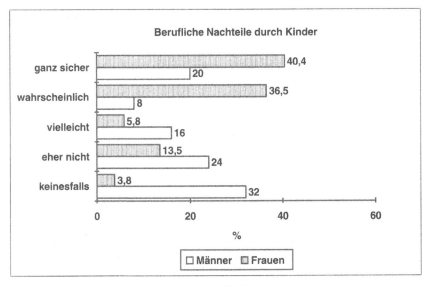

Abb. 62: Einschätzung beruflicher Nachteile durch Kinder
Angaben in %, n = 77 (Keine Angaben = 1, TNZ = 642, Pearson' s R = .45, p < .01,**)

In der Einschätzung der Befragten zeigt sich bei diesem Item ein noch
größerer geschlechtstypischer Effekt. Mütter sehen zu mehr als zwei Dritteln
schon allein aus der Tatsache, daß sie Kinder haben, für sich 'wahrscheinlich'
bzw. 'ganz sicher' berufliche Nachteile erwachsen. Väter halten berufliche
Nachteile hingegen nur zu etwa 20% für 'wahrscheinlich'; und die extrem
negative Einschätzung 'ganz sicher' findet sich bei ihnen gar nicht.
    Im Vergleich der Mittelwerte wird dieser starke geschlechtstypische
Effekt deutlich belegt: Insgesamt beträgt der Mittelwert 3,5, d.h. er ist zwischen den Antwortmöglichkeiten 'wahrscheinlich' und 'ganz sicher' verortet.

---

62 Vgl. dazu etwa Ackermann-Liebrich (1984), Geenen (1994), Homans (1987).

Wird nach Geschlecht aufgeschlüsselt, zeigt sich ein signifikanter Unterschied: Der Mittelwert der Männer liegt mit 2,6 zwischen 'vielleicht' und 'eher nicht', der der Frauen mit 4,0 ('wahrscheinlich') bereits deutlich im negativen Bereich.

Jonathan Cole und Harriet Zuckerman (1987) haben auf spezifische Probleme hingewiesen, die sich (bisher nur) für erwerbstätige Frauen mit Kindern ergeben:

> Wissenschaftlerinnen, die ihrer Familie zuliebe einen festen Tagesablauf einhalten, sind ihren Angaben nach nicht mehr flexibel genug, um gegebenenfalls länger im Labor bleiben zu können, wenn sie an einem interessanten Problem arbeiten. Sie berichten, sich ihrem Team gar nicht richtig zugehörig zu fühlen, da ihnen die Zeit für ein zwangloses Gespräch unter Kollegen fehle. (Cole/ Zuckerman 1987:49)

Daneben sind es jedoch vor allem Benachteiligungen durch die Institutionen und ihre Mitglieder, denen Frauen mit Kindern ausgesetzt sind.

> 'Als ich schwanger wurde, war ich von vielen als ernstzunehmende Wissenschaftlerin abgeschrieben.' Klar ist, daß Inhaber von Schlüsselpositionen mit einer derartigen Grundeinstellung die beruflichen Chancen von verheirateten Frauen erheblich beschneiden. (Cole/Zuckerman 1987:44)

3.2.4. Kinderbetreuung

Fürsorge und Betreuung von Kindern stellen für erwerbstätige Eltern häufig eine organisatorische Klippe dar, da berufliche und private Anforderungen organisiert und koordiniert werden müssen. In der Regel wird auch diese Problematik allein mit dem weiblichen Lebenslauf in Verbindung gebracht, obwohl sich die Frage prinzipiell für beide Elternteile stellt. Die organisatorische Betreuung der Kinder ist dabei in verschiedenen Altersstufen mit jeweils unterschiedlichen Schwierigkeiten behaftet:[63] Hierzu zählen etwa fehlende Krippenplätze für Kinder im Kleinkindalter, kurze Öffnungszeiten von Kindergärten und unregelmäßige Schulzeiten sowie fehlende Hortplätze für ältere Kinder. Daher wurden alle Befragten mit wenigstens einem Kind nach der jeweiligen Betreuungslösung in den verschiedenen Altersgruppen gefragt.

Zunächst sollen die Befunde zum Kleinkindalter, von null bis drei Jahre, dargestellt werden. Für dieses Alter gilt in der Bundesrepublik normativ[64]

---

63 Vgl. dazu auch Simm (1989).
64 Vgl. dazu etwa Institut für Demoskopie Allensbach (1993) und IPOS (1992).

die Betreuung durch die Mutter als die am besten geeignete Betreuungslösung. Krippenplätze sind daher nicht nur negativ konnotiert, sondern zudem äußerst selten. Für nur etwa 3% der Kinder in diesem Alter stehen öffentliche Betreuungsangebote zur Verfügung.[65] Die Betreuung durch Tagesmütter oder Verwandte wird wahrscheinlich noch am ehesten als Alternative akzeptiert. So nehmen nach Angaben von Regina Simm[66] insgesamt 37% aller Familien, in denen die Mutter vollerwerbstätig ist, Kinderbetreuung durch die Großeltern der mütterlichen oder väterlichen Seite in Anspruch.

Um herauszufinden, wie die Befragten die Kinderbetreuung organisiert haben, wurde nach den hauptsächlichen Betreuungsarten in verschiedenen Altersstufen gefragt. Mehrfachnennungen waren möglich. In den Antworten der Männer stellt sich die Kleinkindbetreuung folgendermaßen dar: Am häufigsten wird Kinderbetreuung durch die Partnerin (92,9%) angegeben. Tagesmütter nennt etwa ein Fünftel der männlichen Befragten. 18,7% der Männer geben an, sich hauptsächlich selbst um die Betreuung des Kleinkindes gekümmert zu haben. Auffallend ist der große Anteil vor allem deshalb, weil er allen bisherigen empirischen Befunden zur tatsächlichen Übernahme von Kinderbetreuung durch Väter widerspricht.[67] Es wurde ja nicht nach gelegentlichen, kurzzeitigen Beschäftigungen mit dem Kind, sondern nach der 'hauptsächlichen' Betreuungsperson gefragt.

Aus den Antworten der Medizinerinnen ergibt sich eine völlig andere Betreuungssituation: Drei Viertel geben an, ihre Kinder hauptsächlich selbst betreut zu haben. Andere Betreuungsarten aber, mit Ausnahme der Krippe, werden weit häufiger von den Frauen als von den Männern genannt: Fast die Hälfte hat die Kleinkindbetreuung einer Tagesmutter überlassen, und immerhin ein Fünftel bezog Verwandte ein. Außerdem geben die Frauen zu einem Drittel den Partner an. Aus Sicht der befragten Frauen stellt sich somit der Beirag der Väter zur Kleinkindbetreuung noch weit größer dar als die – sehr hohen – Angaben der hier befragten Männer bereits vermuten lassen.[68] Auch

---

65 Angaben nach Schiersmann, die darüber hinaus feststellt: "Davon konzentriert sich die Hälfte auf Berlin (West), ein weiterer erheblicher Anteil auf andere Großstädte." (1995:101)

66 Vgl. Simm (1989:36).

67 Vgl. Keddi/Seidenspinner (1991), Metz-Göckel/Müller (1986), Rerrich ([2]1990), Ryffel-Gericke (1983).

68 Damit ergeben sich in bezug auf diese Thematik Hinweise auf geschlechtsspezifische Wahrnehmungs- und Antwortmuster, die an dieser Stelle lediglich aufgeworfen, jedoch nicht geklärt werden können.

wenn Väter inzwischen häufig mit ihren Kindern spielen, konnte bislang keine wesentliche Zunahme der väterlichen Verantwortung den Kindern gegenüber nachgewiesen werden. So formulieren etwa Barbara Keddi und Gerlinde Seidenspinner (1991) in ihrer Studie zu Arbeitsteilung in Partnerschaften: "Männer sind mithelfende Betreuende und Spielkameraden ihrer Kinder." (Keddi/Seidenspinner 1991:166) Eine tiefgreifende Veränderung in der alltäglichen Sorge und Zuständigkeit für Kinder ist nicht eingetreten. "Die Zeitbindung durch Kinder bleibt bei den Müttern." (Stein-Hilbers 1994:140) Dennoch, auch die geringfügigen Veränderungen werden von Müttern als deutliche Entlastung erlebt. Maria S. Rerrich zeigt, warum die selektive Beteiligung der Väter von den betroffenen Frauen selbst äußerst positiv aufgenommen wird: Durch die Beschäftigung des Vaters mit dem Kind entsteht für die Frau ein zeitlicher Freiraum, in dem sie beispielsweise "die Möglichkeit genießt, im Haushalt zielgerichtet und planvoll zu arbeiten." (Rerrich 1990:162) Dies verändert zwar keineswegs das Ausmaß, aber die Qualität der Hausarbeit. Die Aktivitäten der Väter, die sich Rerrich zufolge auf bestimmte symbolische Situationen beschränken, werden dennoch subjektiv als "intensive väterliche Betreuung" erlebt.

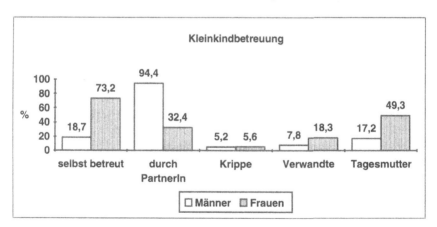

Abb. 63: Kinderbetreuung im Kleinkindalter
Angaben in %, Mehrfachnennungen möglich, n = 339

Die Frage nach der Kinderbetreuung verdeutlicht die geschlechtsdifferente familiale Situation der Befragten. Nicht nur im Hinblick auf Partnerschaft und Kinderzahl zeigen sich Unterschiede, sondern auch was die Art bzw. die Organisation von Kinderbetreuung betrifft: Während fast 70% der Männer nur eine Form der Betreuung angeben, nämlich Kinderbetreuung durch die Partnerin, nennen nur etwa 40% der Frauen eine einzige Betreuungsart. Bei 36,6% der Frauen wird Kinderfürsorge hauptsächlich durch zwei verschiedene Instanzen gelöst. Knapp ein Fünftel nennt sogar drei verschiedene Betreuungsinstanzen für die Kinder im Kleinkindalter.

Für die befragten Frauen erweist sich Kinderbetreuung somit als eine organisatorische Aufgabe, in die verschiedene Instanzen eingebunden werden. Eine vergleichbare Aufgabe stellt sich für die überwiegende Zahl der befragten Männer dagegen nicht.

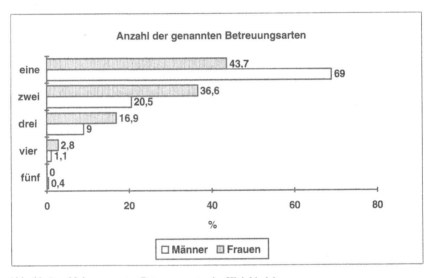

Abb. 64: Anzahl der genannten Betreuungsarten im Kleinkindalter
Angaben in %, n = 339 (TNZ = 379, Pearson's R = .19, p < .01, **)

Grundsätzlich fällt bei der Betrachtung der Betreuungssituation von Kindern im Alter zwischen drei und sechs Jahren auf, daß nun weniger Frauen angeben, sich hauptsächlich selbst um die Versorgung der Kinder gekümmert zu haben. Sind es bei Kleinkindern noch etwa 70% der Frauen, die ihre Kinder hauptsächlich selbst betreut haben, so sind es bei den älteren Kindern gut 10% weniger (58%). Ebenfalls seltener beaufsichtigen Verwandte und Tagesmütter die Kinder. Dafür steigt der Anteil der Personen, die ihre Kinder in Institutionen (Kindergarten) betreuen lassen: Etwas mehr als ein Drittel der

Medizinerinnen nennt diese Betreuungsart. Anders verhält es sich bei den befragten Männern. Wie bereits für die Kinder im Kleinkindalter geben sie zu fast 90% Kinderbetreuung durch die Partnerin an. Dieser Prozentanteil ist also kaum geringer.

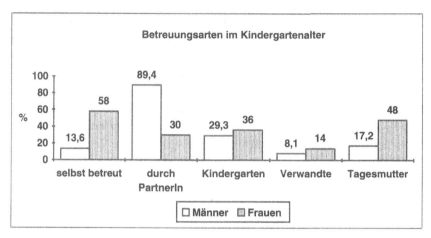

Abb. 65: Kinderbetreuung im Kindergartenalter
Angaben in %, Mehrfachnennungen möglich, n = 248

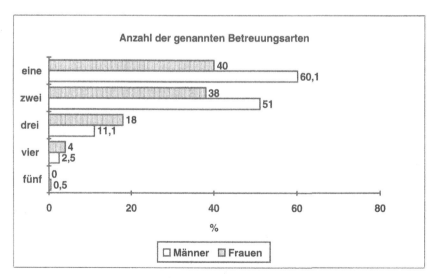

Abb. 66: Anzahl der genannten Betreuungsarten
Angaben in %, n = 248 (TNZ = 472, Pearson's R = .14, p > .05, n.s.)

Für dieses Kindesalter geben zwei Drittel der männlichen Befragten an, daß die Kinderbetreuung hauptsächlich durch eine einzige Person übernommen wurde. Nur ein Fünftel der männlichen Befragten nennt zwei Versorgungsarten. Etwas anders stellt sich wieder die Situation der Frauen dar: Sie geben nur zu 40% eine und zu 38% zwei Betreuungsarten an.

Um die Betreuung schulpflichtiger Kinder haben sich die befragten Medizinerinnen wiederum zu etwa zwei Dritteln hauptsächlich selbst gekümmert (69,7%). Im Gegensatz zu diesem Ergebnis nennen hier Mediziner zu mehr als 90% ihre Partnerin.

Tagesmütter und Verwandte werden in dieser Altersgruppe zwar seltener mit der Versorgung betraut. Mit 30,3% Nennungen bleibt aber die Bedeutung von Tagesmüttern bei den befragten Frauen dennoch sehr hoch. Hortplätze, die in der Bundesrepublik nur in äußerst geringer Zahl zur Verfügung stehen, wurden von allen möglichen Betreuungsarten am wenigsten genannt.

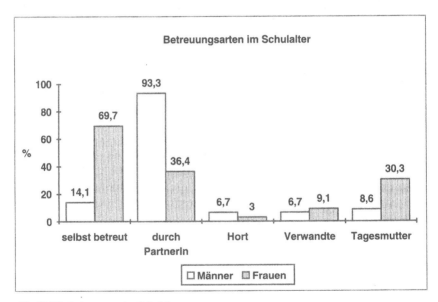

Abb. 67: Kinderbetreuung im Schulalter
Angaben in %, Mehrfachnennungen möglich, n = 196

Jeweils etwa um fünfzehn Prozentpunkte höher als beim vorangegangenen Kindesalter liegen die Anteile derjenigen, die nur eine einzelne Betreuungsart angeben. Dies gilt zwar für beide Geschlechter, jedoch auf jeweils unterschiedlichem Niveau: Ca. 76% der befragten Männer, aber nur etwa 54% der untersuchten Frauen nennen eine einzige Betreuungsart. Zwei Betreuungsinstanzen werden nur von einem Viertel der Mediziner, jedoch von mehr als zwei Vierteln der Medizinerinnen genannt. Die Anzahl der Betreuungsinstanzen hat sich in dieser Altersgruppe insofern verringert, als für die vorangegangene Altersphase weit mehr als ein Zehntel drei Betreuungsarten nannte. In die Betreuung von Schulkindern sind drei Betreuungsinstanzen so gut wie gar nicht mehr eingebunden.

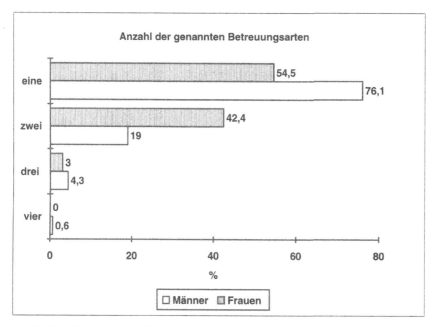

Abb. 68: Anzahl der genannten Betreuungsarten im Schulalter
Angaben in %, n = 196 (TNZ = 524, Pearson's R = .13, p < .05, *.)

Die Befunde legen nahe, daß die Kinderbetreuung für die befragten Männer (organisatorisch) überwiegend unproblematisch verläuft, da in allen Altersstufen die Partnerin als hauptsächliche Betreuungsperson zur Verfügung steht. Zudem ist die Anzahl von Instanzen, die den Angaben der Mediziner zufolge an der Kinderbetreuung beteiligt sind, durchweg geringer als bei den befragten Medizinerinnen. Abstimmungszeiten und Koordinationsaufgaben sind für die Mediziner damit weniger aufwendig.

Bei den Medizinerinnen ist aufgrund der größeren Anzahl von Betreuungsinstanzen von einem erheblichen Koordinationsaufwand auszugehen. Darüber hinaus sind sie in weitaus stärkerem Ausmaß als ihre Berufskollegen selbst mit der Kinderversorgung betraut. Es ist einsichtig, daß sich dies für Medizinerinnen mit Kindern in beruflicher Hinsicht dahingehend auswirken kann, seltener die Möglichkeit zu haben, zusätzlichen (Forschungs-) Aufgaben flexibel nachzugehen oder Tagungen, Kongresse etc. zu besuchen.

4. Zusammenfassung und Ausblick

Die Befragung von Medizinerinnen und Medizinern an den Universitätskliniken in Schleswig-Holstein ergab aus geschlechtsspezifischer Perspektive betrachtet ebenso Gemeinsamkeiten wie Differenzen in den Lebenslagen beider Geschlechter. Somit konnten zugleich karrierefördernde wie -hemmende Faktoren identifiziert werden. Trotz gleicher Ausgangsqualifikation ist noch keine Chancengleichheit für Frauen und Männer erzielt – weder in der Familie noch im Beruf –, wobei die Ungleichheiten in beiden Bereichen ihr Bestehen gegenseitig stützen: Die berufliche Marginalität von Frauen ist noch immer mit ihrer außerberuflichen Belastung begründbar, da ihnen bislang einseitig die Verantwortung für den familialen Bereich zugeordnet wird. Für Männer wird dagegen nach wie vor eine weitgehende Freistellung von familialen Anforderungen antizipiert, woraus berufliche Vorteile erwachsen können. Gleichwohl sind Ansatzpunkte zu einer Gleichstellung von Frauen und Männern offensichtlich geworden – zumindest was Wandlungsprozesse in normativen Einstellungen betrifft.

Die vorliegende Arbeit hat sich allerdings nur auf einen spezifischen Ausschnitt von Wirkungszusammenhängen konzentriert. Selbstverständlich wirken daneben andere Faktoren auf Karriereverläufe ein, die nicht Gegenstand dieser Untersuchung waren. Hierzu zählen beispielsweise soziale Einstellungen der Betroffenen, etwa ihre Berufsorientierung oder auch ihre Geschlechtsrollenorientierung. Darüber hinaus sind vermutlich die jeweilige Situation in den einzelnen Fachgebieten und Leitbilder, die in der Medizin insgesamt bestehen, von Einfluß. Die Relevanz solcher Faktoren ist zum Teil bereits in der Forschung untersucht worden[1], zum großen Teil jedoch noch weitgehend unbearbeitet.

Unter geschlechtsspezifischer Beobachtungsperspektive ist zunächst der Befund bedeutsam, daß nicht ausschließlich nur Unterschiede zwischen Medizinerinnen und Medizinern hervortreten. So sind die Lebenslagen mancher Frauen den Lebenslagen von Männern durchaus ähnlicher als denen anderer Frauen. Insgesamt zeichnen sich die Geschlechtsgruppen durch einen unterschiedlichen Grad an Homogenität aus, d.h. an Übereinstimmung in den Lebenslagen. Anhand der untersuchten Faktoren erweisen sich die Lebenslagen der Männer dabei als einheitlicher. Die Lebenslagen der Frauen stellen sich

---

1 Vgl. dazu insbesondere Mixa (1995), Schmitt (1994) und Sieverding (1990).

dagegen als ungleich heterogener dar. Dies gilt etwa im familialen Bereich, wo die Situation alleinstehender Frauen eher der von Männern insgesamt vergleichbar ist und deutlich weniger der Situation von Frauen in Partnerschaften enspricht – was sich insbesondere in bezug auf Aufgabenverteilung im Haushalt und geographische Mobilität zeigt.

So ergibt sich im Bereich der Haushaltsarbeiten, daß Medizinerinnen und Mediziner ohne Partnerschaft gleichermaßen diese Tätigkeiten überwiegend eigenständig ausführen. Erst mit der partnerschaftlichen Bindung entwickeln sich hier geschlechtsspezifische Vor- und Nachteile, entsteht soziale Ungleichheit. Während Männer in einer Partnerschaft gegenüber den alleinlebenden Männern überwiegend von Haushaltstätigkeiten entlastet werden, übernehmen Frauen die in der Gemeinschaft vermehrt anfallenden Tätigkeiten – nicht nur für sich selbst, sondern auch für den Partner. Das tradierte Muster geschlechtsspezifischer Aufgabenteilung besitzt demnach selbst für die hier untersuchte Population, in der sich Männer wie Frauen durch hochqualifizierte berufliche Tätigkeit und starke berufliche Inanspruchnahme auszeichnen, weiterhin Gültigkeit: Leben die Befragten in Partnerschaften, so sind Männer im Gegensatz zu Frauen ungleich weniger stark durch Haushaltstätigkeiten belastet.

Vergleichbares ergibt sich in der Frage geographischer Mobilität. Im Hinblick auf die Bereitschaft, aus beruflichen Gründen Ortswechsel in Kauf zu nehmen, stellt sich die Gruppe der Medizinerinnen differenzierter dar als die ihrer Kollegen. Bei Medizinerinnen ist Mobilitätsneigung deutlich vom Partnerschaftsverhältnis und dessen Institutionalisierungsgrad abhängig: Während die geographische Flexibilität alleinstehender Medizinerinnen der Gruppe der Mediziner insgesamt entspricht, sinkt die Mobilitätsbereitschaft von Medizinerinnen bereits in nicht-ehelichen Lebensgemeinschaften ab und liegt bei verheirateten Medizinerinnen deutlich unterhalb der ihrer Kollegen. Dagegen sind Mediziner durchgängig vergleichsweise mobil: Sie sind in der Regel bereit, aus beruflichen Gründen ihren Wohnort zu wechseln, wobei ihre Mobilitätsentscheidung nur in unerheblichem Maße von Familienstand oder Partnerschaftsverhältnis beeinflußt wird. Eine Erklärung für den festgestellten Zusammenhang von Partnerschaft und Mobiliätsneigung, der sich nur bei den Frauen, nicht aber bei den Männern findet, liegt m.E. in den geschlechtsdifferenten Partnerschaftsstrukturen, d.h. vor allem in der für Medizinerinnen und Mediziner jeweils unterschiedlichen Position innerhalb ihrer Paarbeziehung.

Im familialen Bereich ergeben sich auffallende Unterschiede zwischen den Lebenslagen der befragten Frauen und Männer. Dies gilt insbesondere für die jeweils unterschiedliche Position, die Medizinerinnen und Mediziner in ihrer Paarbeziehung einnehmen. Die Partner von Medizinerinnen weisen andere sozio-ökonomische Merkmale auf als die Partnerinnen von Medizinern. Deshalb stellt sich die Ausgangslage für Medizinerinnen als ungleich ungünstiger dar als bei ihren Kollegen: Medizinerinnen führen in hohem Maße Beziehungen, die hinsichtlich der abgefragten Faktoren 'Bildung', 'Berufstätigkeit' und 'Einkommen' homogen strukturiert sind. Ihre Partner sind ihnen bezüglich dieser Faktoren überwiegend gleichgestellt. Lediglich beim Einkommen zeigen sich Diskrepanzen: Fast die Hälfte der Partner verfügt über ein höheres Einkommen als die befragten Medizinerinnen. Dagegen leben Mediziner weit häufiger mit Partnerinnen, die über einen geringeren Bildungsabschluß als sie selbst verfügen, nicht berufstätig oder nur teilzeitbeschäftigt sind und – vor allem – ein geringeres Einkommen beziehen. Dieser Vergleich ergibt, daß Mediziner und Medizinerinnen über vergleichbare Ressourcen verfügen, jedoch in ihren Partnerschaften eine jeweils andere Position einnehmen. Die Position der Mediziner kann als eher dominant, die der Medizinerinnen als eher nachgeordnet angesehen werden. Aus dieser unterschiedlichen Positionierung, verstanden als Verhandlungsposition, ergeben sich Konsequenzen für die Berufsverläufe. So ist es als wahrscheinlich anzusehen, daß in Paarbeziehungen Entscheidungen gefällt werden, die für die Berufskarriere des besser ausgestatteten Teils förderlich sind. Es liegt auf der Hand, daß Mediziner, die mehr Ressourcen als ihre Partnerinnen in die gemeinsame Beziehung einbringen, Entscheidungen, wie z.B. die Frage geographischer Mobilität, dominieren (können).[2] Bei den Medizinerinnen ist eher das Gegenteil der Fall, da sie – trotz hochqualifizierter Berufstätigkeit – immer noch über weniger Ressourcen als ihre Partner verfügen.

Wenn in Partnerschaften die Position der Befragten mit ihrer Geschlechtszugehörigkeit korrespondiert, bedeutet dies, daß die Partnerschaftsstrukturen noch immer ungleich sind: Sowohl für die Beziehungen von Medizinern als auch für die Beziehungen von Medizinerinnen haben sich entsprechend asymmetrische Strukturen ergeben. Die befragten Männer leben in weitaus größerer Zahl als die befragten Frauen in traditionellen – und damit: in

---

2 Hier wird einer austauschtheoretischen bzw. verhandlungstheoretischen Argumentation gefolgt, vgl. hierzu Ott (1989).

eindeutig asymmetrischen – Geschlechterarrangements. Doch auch in den
stärker egalitär ausgerichteten Partnerschaften der befragten Medizinerinnen
besteht kein durchgängiges Gleichgewicht. So ist nicht nur in den Paarbeziehungen der Mediziner, sondern auch in denen der Medizinerinnen eine
strukturelle Asymmetrie angelegt, die männlicher Dominanz und weiblicher
Subordination Vorschub leistet. Für den beruflichen Bereich ist damit zu
rechnen, daß für Männer hieraus förderliche Momente, für Frauen hemmende
Faktoren resultieren.

Entscheidungsprozesse in Partnerschaften werden allerdings nicht ausschließlich durch Ressourcen wie Erwerbstätigkeit und Einkommen der
Beteiligten beeinflußt. Darüber hinaus kommt sozialen Normen und Einstel-
lungen eine zentrale, handlungsleitende Bedeutung zu. So sind insbesondere
Geschlechtsrollenorientierungen insofern verhaltensrelevant, als sie maßgeblich dafür verantwortlich sind, welche Ressourcen überhaupt in den sozialen
Aushandlungsprozessen relevant gesetzt werden. Dies haben in einer amerikanischen Studie William T. Bielby und Denise Del Vento Bielby (1992) am
Beispiel von Mobilitätsentscheidungen gezeigt:[3] Neben der Verfügung über
Ressourcen ist die Verhandlungsposition in der Partnerschaft davon abhängig, wie beide Teile die Beziehung konstruieren. Je nachdem, ob eher eine
traditionelle (breadwinner-role) oder aber progressive Orientierung (co-
provider) vorliegt, werden auch die Einkommenseinbußen der Partnerin bei
Mobilitätsentscheidungen berücksichtigt.[4] Bleiben jedoch traditionelle Geschlechtsrollenorientierungen handlungsrelevant, ist wahrscheinlicher, daß
traditionellen Orientierungen und Verhaltensmustern gefolgt wird.[5] – selbst
wenn eine hochqualifizierte Erwerbstätigkeit der Frau besteht. Die sozialen

---

3 Indes reagieren auch nicht-traditionell orientierte Ehefrauen stärker auf Einbußen des Partners,
   wie Bielby/Bielby (1992) nachweisen. Vgl. aber auch Hochschild/Machung (1989) und Rerrich ([2]1990).

4 Diese Prozesse lassen sich auch als soziale Konstruktionsprozesse auffassen, wobei das Geschlecht in der Interaktion jeweils hergestellt und bestätigt wird. Auf die Debatte um soziale
   Konstruktion von Geschlecht kann allerdings an dieser Stelle lediglich hingewiesen werden.
   Vgl. hierzu die interdisziplinäre Annäherung an dieses Thema in Pasero/Braun (Hg.) (1995)
   und dort insbesondere Pasero (1995). Daß Geschlechtskonstruktion stets auch Hierarchie erzeugt, zeigen u.a. Gildemeister/Wetterer (1992) sowie Wetterer (1992).

5 Hochschild und Machung (1989) zeigen allerdings, daß in Unterschichtfamilien entgegengesetzte Prozesse ablaufen können: Trotz Orientierung am Modell des Familienernährers hilft der
   Mann häufig bei der Hausarbeit mit. Vgl. hierzu auch Marx Ferree (1991).

Orientierungen beeinflussen folglich Verhalten, und soziale Deutungsmuster erweisen sich als handlungsrelevant.[6] Aus sozialen Orientierungen können sich damit auch Ansatzpunkte für Verhaltensänderungen ergeben. So belegte Christiane Ryffel-Gericke in einer Studie über Männer in Beruf und Familie: "Je stärker die Ehefrau eine partnerschaftliche Rollenkonzeption in der Familie befürwortet, umso häufiger beteiligt sich der Mann an der Betreuung seiner Kinder." (Ryffel-Gericke 1983:243)[7]

De facto haben sich jedoch bei den Befragten Veränderungen hin zu einer egalitären Aufgabenverteilung noch nicht in größerem Umfang gezeigt. Auch wenn die Partnerschaften der befragten Frauen überwiegend als eher homogen anzusehen sind, wird hier die Verantwortung für familiale Aufgaben wie die Erledigung von Hausarbeit oder die Betreuung der Kinder nicht geschlechtsunabhängig übernommen. Während Mediziner die Kinderbetreuung überwiegend an ihre Partnerinnen delegieren, versorgen Medizinerinnen ihre Kinder hauptsächlich selbst und binden zugleich weitere Instanzen in die Betreuung ein. Es ist anzunehmen, daß dabei eine Reihe von Organisations- und Koordinationsaufgaben anfällt, die zusätzlich in den Verantwortungsbereich der befragten Frauen gehören. Die Zuordnung dieser Aufgaben in den Partnerschaften von Medizinerinnen – trotz einer überwiegend hohen Ressourcenausstattung beider Beteiligten – ist also nach wie vor ungleich.

Nichtsdestotrotz schätzen Medizinerinnen die partnerschaftliche Unterstützung insgesamt positiver ein als ihre Kollegen.[8] Daß hierbei subjektive Perzeptions- und Deutungsmuster eine wichtige Rolle spielen, wurde bereits angedeutet.[9] Vergleichsweise geringfügige Hilfeleistungen können subjektiv als sehr entlastend wahrgenommen werden.[10] In der vorliegenden Untersuchung finden sich aber noch weitere Hinweise auf geschlechtsspezifische

---

6 Dabei wirken hohes Bildungs- und Einkommensniveau sowie Erwerbstätigkeit grundsätzlich in Richtung auf progressive Geschlechtsrollenorientierungen und machen egalitäre Einstellungen wahrscheinlicher, vgl. besonders Bischof (1989).

7 Wie dies Bielby und Bielby (1992) gezeigt haben.

8 Auch andere empirische Untersuchungen kommen zu vergleichbaren Ergebnissen: Rosemarie Nave-Herz, Corinna Onnen-Isemann und Ursula Oßwald (1991) untersuchten hochqualifizierte Personen in der Wissenschaft und belegen, daß Frauen hier entweder nicht in einer Partnerschaft leben oder ihren Partner als besonders unterstützend empfinden, vgl. Nave-Herz u.a. (1991).

9 Vgl. Hochschild/Machung (1989).

10 Vgl. dazu insbesondere Rerrich (^{2}1990).

Deutungs- und insbesondere Antwortmuster. Gemeint ist hier vor allem die
große Zahl von Vätern, die angeben, daß sie sich über einen längeren Zeitraum ausschließlich der Kinderbetreuung gewidmet haben. Dieses Ergebnis
steht anderen empirischen Befunden entgegen und ist zudem – aufgrund des
Fehlens der mit Unterbrechungszeiten einhergehenden beruflichen Einbußen
– für die Befragungspopulation eher unwahrscheinlich.

Wie sind diese Befragungsergebnisse zu erklären? Die Antwort kann etwa
in normativen Veränderungen bezüglich der Vaterrolle gesehen werden, der
Idee einer 'neuen Väterlichkeit'.[11] Die väterliche Beschäftigung mit Kleinkindern hat inzwischen eine deutliche soziale Aufwertung erfahren, bewußt er-
lebte Vaterschaft wird positiv sanktioniert. Indes bleibt auch diese 'neue
Vaterschaft' faktisch zumeist auf symbolische Handlungen beschränkt. Diese
werden jedoch von den Betroffenen subjektiv als außergewöhnlich bedeutsam erlebt. Hierin liegt vermutlich ein Grund für die große Zahl von Vätern,
die Unterbrechungszeiten für die Betreuung ihrer Kinder angegeben haben.

In bezug auf die Dauer und Plazierung der angegebenen Unterbrechungszeiten haben sich des weiteren Anhaltspunkte dafür ergeben, daß für Mütter
und Väter zentrale Unterschiede in der Bedeutung dieser Zeiten bestehen.
Väter nennen zum einen kürzere Unterbrechungszeiten als Mütter. Zudem
sind ihre Betreuungszeiten eher in Phasen des beruflichen Werdegangs plaziert, in denen sie keine oder nur geringe berufliche Kosten verursachen. So
geben Mediziner häufig Kinderbetreuungsphasen im Studium an. Anders
verhält es sich bei den Müttern mit Unterbrechungszeiten: Die von ihnen genannten Kinderbetreuungsphasen liegen vermehrt in Berufsphasen, in denen
sie Kosten – wie z.B. Verdienstausfälle und Risiken in bezug auf Folgeverträ-
ge für Weiterbildungen und Wiedereinstiegsprobleme – verursachen können.

Aus diesem Befund ergibt sich die These, daß Frauen Kinderbetreuungszeiten erst dann als Unterbrechungszeiten werten, wenn ihre berufliche Tätigkeit nicht mehr mit der Kinderbetreuung vereinbar ist. Dies trifft vorwiegend
für Phasen der Erwerbstätigkeit zu, gilt jedoch in diesem Ausmaß nicht für
Studienzeiten. Auf diese Weise läßt sich die im Vergleich geringe Zahl von
Müttern erklären, die Unterbrechungszeiten im Studium angegeben haben.
Im Gegensatz dazu steht die Perzeption der Väter: Die größere zeitliche Flexibilität während des Studiums hat ihnen unter Umständen eine – als überdurchschnittlich groß empfundene – Partizipation an der Kinderfürsorge

---

11 Vgl. wiederum insbesondere Rerrich (²1990), Ryffel-Gerike (1983).

ermöglicht, die als Betreuungszeit wahrgenommen und als solche angegeben wurde. Inwieweit diese Wahrnehmung bzw. dieses Antwortverhalten mit faktischem Verhalten korrespondiert, d.h. der tatsächlichen Übernahme der bei der Versorgung von Kindern anfallenden Aufgaben entspricht, muß gleichwohl offen und zukünftigen Forschungen überlassen bleiben.

Festzustellen ist jedoch, daß sich Veränderungen im familialen Bereich vollzogen haben, daß ein Wandel in bezug auf die partnerschaftliche Aufgabenteilung stattgefunden hat: Kinderbetreuung, wie auch Hausarbeit, werden nicht mehr allein der Zuständigkeit von Frauen überlassen, sondern sind in das Blickfeld – wenn auch nicht in die Verantwortlichkeit – von Männern gerückt. Dieser Wandel in der Zuständigkeit zeitigt für den männlichen Berufsverlauf allerdings noch keine Konsequenzen; die 'neue Väterlichkeit' bleibt für die Erwerbskarriere bislang folgenlos. Die vorliegenden Befunde zeigen deutlich: Selbst diejenigen Männer, die Unterbrechungszeiten angaben, sind nicht von beruflichen Nachteilen, die aus der Kinderfürsorge resultieren, betroffen. Vom vermeintlichen Karrierehemmnis 'Kinderbetreuung' bleibt der väterliche Berufsverlauf unberührt. Lediglich Frauen geben nach wie vor an, aus diesem Grunde berufliche Beeinträchtigungen erfahren zu haben. Hemmnisse für die Erwerbskarriere, die aus der familialen Sphäre erwachsen, ergeben sich also allein für Frauen mit partnerschaftlicher Bindung – die im familialen Bereich ohnehin schon deutlich stärker als ihre Berufskollegen gefordert sind.

Was den beruflichen Bereich betrifft, haben sich in bezug auf die in dieser Untersuchung abgefragten Faktoren dagegen weit geringere Unterschiede zwischen den Geschlechtern ergeben als erwartet. Ungleichheit, wie sie im Hinblick auf die Bedingungen wissenschaftlicher und forscherischer Tätigkeit vermutet worden war, ist keineswegs im angenommenen Umfang sichtbar geworden: So fanden sich weder unterschiedliche Schwerpunkte hinsichtlich des Bereichs bzw. der Art der Promotion oder der Promotionsdauer noch bezüglich der Einbindung der Qualifikationsarbeit in einen Projektzusammenhang. Differenzen ergaben sich auch nicht bei den Zugangschancen zu Forschungsmaterialien und Geräten noch bei der subjektiven Zufriedenheit mit der Ressourcenausstattung. Allerdings werden Promotionen in der Medizin in deutlich größerer Zahl abgelegt als in anderen Disziplinen,[12] so daß der akademische Titel hier in geringerem Maße als Selektionsmechanismus

---

12 Vgl. dazu Mesletzky (1995) und Wermuth (1982).

für wissenschaftliche Berufskarrieren fungiert.[13] Gleiche Bedingungen für die Geschlechter zeigen sich auch in bezug auf Forschungstätigkeiten und – anhand der hier abgefragten dienstlichen Freistellungen – im Bereich der ärztlichen Weiterbildung.

Bedeutet dies, daß im beruflichen Bereich überhaupt keine geschlechtsspezifischen Barrieren vorhanden sind? Eine solche Schlußfolgerung erlauben die vorliegenden Befunde keinesfalls, denn: Sowohl bei den Promotionen als auch bei den ärztlichen Weiterbildungen, bei den Forschungstätigkeiten sowie insbesondere bei den Habilitationen werden teilweise starke geschlechtsbezogene Differenzen offensichtlich. Mediziner üben in größerer Zahl Forschungstätigkeiten aus und sind in der wissenschaftlichen Öffentlichkeit stärker präsent. Darüber hinaus zeigen die Befragungsergebnisse, daß Tagungen und Kongresse in stärkerem Maße von Medizinern besucht werden als von ihren Kolleginnen. Aber nicht nur die Präsenz von Medizinern ist auf solchen Veranstaltungen größer; sie halten zudem dort auch mehr Vorträge. Ähnliches gilt für wissenschaftliche Publikationen: Mediziner haben im Vergleich häufiger publiziert als Medizinerinnen. Diese Foren wissenschaftlicher Öffentlichkeit, die sich – insofern sie Visibilität im Wissenschaftssystem konstituieren – als karrierefördernd erweisen können, werden also in weitaus stärkerem Maße von Medizinern als von Medizinerinnen genutzt.

Auch im Bereich der wissenschaftlichen und ärztlichen Qualifikation weisen Mediziner einen Vorsprung auf: In der jüngsten Altersgruppe sind anteilig mehr Mediziner als Medizinerinnen promoviert. Entsprechendes gilt in der mittleren Altersgruppe hinsichtlich der ärztlichen Spezialisierung. Extrem sind die Relationen bei den Habilitationen: Während ein Fünftel der Mediziner über eine Habilitation verfügt, gilt dies nur für 5% der Medizinerinnen. Darüber hinaus sieht sogar die Hälfte der Medizinerinnen die Habilitation in ihrer Karriereplanung gar nicht erst vor, und dieser Anteil ist in allen Altersgruppen gleichermaßen hoch. Hingegen schließt ein weitaus geringerer Teil der Mediziner die Habilitation in ihrer Karriereplanung definitiv aus. Noch keine konkreten Vorstellungen hinsichtlich der Habilitation besitzt eine große Zahl der jüngeren Befragten. Darunter befinden sich jedoch deutlich mehr

---

13 Vgl. zur Selektionsfunktion von Qualifikation und sozialer Schließung in Hinblick auf die Benachteiligung von Frauen Wetterer (1994). Für Grundlegendes zu dieser Problematik vgl. Bourdieu (1981) und Bourdieu/Passeron (1971).

Männer, die in bezug auf die Habilitation noch unentschlossen sind. Es halten sich also mehr Männer als Frauen diese Option zumindest noch offen.

Zu der skizzierten geschlechtstypischen Karriereplanung tragen möglicherweise vorweggenommene Ambiguitätskonflikte bei den befragten Frauen bei. Hiermit ist die Vorstellung gemeint, daß für Frauen Berufsausübung, Forschungsarbeit und Familientätigkeiten häufig unvereinbar zu sein scheinen. Ambiguitätskonflikte dieser Art wirken vermutlich umso stärker, wenn nur eine geringe Wahrscheinlichkeit antizipiert wird, maßgeblich von ausserberuflichen Tätigkeiten entlastet zu werden. Daß diese Einschätzung tatsächlich noch immer realistisch ist, haben die vorliegenden Ergebnisse zu Arbeitsteilung bei Hausarbeit und Kinderbetreuung gezeigt.

Ein anderer, möglicherweise aussichtsreicherer, Erklärungsansatz eröffnet sich, wenn die geringeren Forschungsaktivitäten, die geringeren Promotions- und Weiterbildungsraten bei Frauen der jüngeren Altersgruppen und die geringere Habilitationsneigung von Frauen insgesamt in eine Verbindung mit der geschlechtsspezifischen Vergabe von Beschäftigungsverträgen gebracht werden. So zeigen die vorliegenden Ergebnisse, daß Medizinerinnen häufiger als Mediziner befristete Verträge erhalten und daß die Laufzeiten ihrer Verträge signifikant unter denen ihrer Kollegen liegen. Daß eine kurze Beschäftigungsdauer Forschungstätigkeiten keineswegs förderlich ist, liegt auf der Hand. Im Rahmen kurzfristiger Vertragslaufzeiten, beispielsweise bei Vertretungen, zeitaufwendige Qualifikationsarbeiten und Forschungsprojekte zu beginnen wird in vielen Fällenwenig sinnvoll sein. Die in dieser Untersuchung nachgewiesene geschlechtsspezifische Praxis der Vertragsvergabe, die Mediziner bevorzugt und Medizinerinnen benachteiligt, steht nicht einzigartig da: Bereits zu Beginn der beruflichen Tätigkeit, im Rahmen der Verträge für fachärztliche Weiterbildungen, die in der Regel auf zwei Jahre befristet sind, setzt bereits eine geschlechtsspezifische Einstellungspraxis ein, die bei den Folgeverträgen – zur Weiterbildung oder auch zur Habilitation – fortgeführt wird. Silke Seemann gelangt nach einer Auswertung von Einstellungsverträgen an der Medizinischen Universität Lübeck für die Jahre 1992 bis 1994 zu dem Ergebnis:

> Bei der Vertragsdauer waren Frauen häufiger als Männer von Ausnahmen der zwei Jahres Regel nach unten betroffen. (...) Es ist daher zu vermuten, daß Frauen stärker als Vertretung (z.B. Mutterschutz, Erziehungsurlaub) eingestellt werden und seltener mit dem Ziel einer Facharztausbildung. (...) Auffallend war bei Verträgen für die Weiterbeschäftigung, daß Frauen seltener langfristige

Laufzeiten als Folgevertrag bekamen. So erhielten insgesamt 16% der Männer
einen Vertrag mit einer Laufzeit über 4 Jahre bzw. einen unbefristeten, während
insgesamt nur 2% der Frauen eine solche gesicherte berufliche Perspektive für
sich verwirklichen konnten. (Seemann 1995:30f)[14]

Langfristige Beschäftigungszeiten sichern nicht allein die wirtschaftliche
Existenz, sondern vor allem auch die berufliche Perspektive. Berufliche Kon-
tinuität begünstigt erfolgversprechende Forschung – zumal, wenn sie parallel
zur ärztlichen Tätigkeit ausgeführt werden muß. Die hier nachgewiesene Differenz in der Befristungsdauer macht es für Medizinerinnen riskanter,
Forschungsaktivitäten nachzugehen. Die kürzeren Laufzeiten von Einstel-
lungs- und Anschlußverträgen bilden somit ungünstige Rahmenbedingung für
Frauen,[15] während die jeweils längeren Vertragslaufzeiten günstigere Bedingungen für Männer schaffen.

Die Vergabe von Verträgen signalisiert darüber hinaus – und dies ist in
diesem Zusammenhang ebenso bedeutsam – stets eine Zuschreibung von
Kompetenz.[16] Bisherige Leistungen werden auf diese Weise durch die Perso-
nalrekrutierenden gewürdigt, und zugleich wird Vertrauen in die zukünftige
Arbeit gesetzt. Es ist also entscheidend, was implizit in der geschlechtsdifferenten Praxis der Vertragsvergabe zum Ausdruck kommt: Zieht man
Vertragsbefristungen und Befristungsdauer als Indikatoren heran, werden
nicht nur die Leistungen von Frauen weniger nachgefragt als die ihrer
Kollegen,[17] sondern darüber hinaus wird Frauen deutlich weniger Zutrauen in

---

14 Seemann (1995) hat das Einstellungsverhalten an der Medizinischen Universität Lübeck
anhand der 131 Einstellungsverträge an der Medizinischen Universität Lübeck für den Zeitraum vom 1. Januar 1992 bis zum 1. Januar 1995 untersucht. Sie kommt diesbezüglich zu
einem Befund, der die vorliegenden Befragungsergebnisse bestätigt. Sie fand zudem: "... Immerhin sieben Prozent der Männer wurden mit einem unbefristeten Arbeitsvertrag am Klini-
kum eingestellt, während dies keiner Wissenschaftlerin im beobachteten Zeitraum widerfahren
ist." (Seemann 1995:30)

15 Gleiches gilt für Drittmittelstellen, wie ebenfalls Seemann (1995) gezeigt hat: An diesen Stellen
haben Frauen einen vergleichsweise größeren Anteil als Männer. Hierbei ist das Beschäfti-
gungsrisiko jedoch noch weitaus höher als auf regulären Wissenschaftsstellen, da die Beschäftigungszeiten z.T. noch kürzer sind und nicht an die Weiterbildungsordnung gekoppelt.

16 Diese Argumentation, die in der Frauenforschung insbesondere von Wetterer (1994) vertreten
wird, ist einleitend bereits dargelegt worden.

17 Möglicherweise liegen weitere Gründe für geschlechtsdifferente soziale Anerkennung in einer
geschlechtsstereotypen Wahrnehmung. Zunehmend in das Blickfeld der Frauen- und Geschlechterforschung gerückt ist nämlich die Vermutung, daß die Wahrnehmung von Äußerun-
gen und Handlungen einer Person nicht unabhängig von der Geschlechtszugehörigkeit der

ihre Fähigkeiten vermittelt. Wenn wissenschaftliche Qualifikation, neben der
eigentlichen Leistung, zugleich Produkt von Zuschreibungsprozessen und
sozialer Akzeptanz ist und diese eher Männern als Frauen zuteil wird, erhellt
dies die geschlechtsspezifischen Diskrepanzen bei Forschungstätigkeiten und
Qualifikationsarbeiten.

Welche Konsequenzen ergeben sich aus den vorgestellten Befunden im
Hinblick auf die fortschreitenden Karrieren von Medizinern und die im Vergleich stagnierenden Berufsverläufe von Medizinerinnen? Ärztliche Weiterbildung, wissenschaftliche Qualifikation sowie Forschungstätigkeiten sind
zentrale Bausteine universitärer Berufskarrieren, in denen der Nachwuchs re-
üssieren muß. Daß sich in diesen Bereichen Differenzen bezüglich der Bedingungen für Frauen und Männer finden, haben die vorgelegten Befunde
gezeigt: So sind zwar bei den meisten untersuchten Indikatoren im Berufssystem keine gravierenden Diskrepanzen sichtbar geworden. Neben einigen
signifikanten Ungleichheiten haben sich jedoch vor allem Hinweise auf subtilere, zum Teil schwer greifbare Ungleichbehandlungen ergeben. Darüber
hinaus müssen Wirkungen berücksichtigt werden, die aus dem familialen Bereich resultieren. Denn gerade hier liegen unterschiedlich günstige Lebenslagen für Frauen und Männer vor.

Im familialen Bereich und in der Paarbildung ist Dominanz des männlichen Parts gegenüber dem weiblichen angelegt. Dieses Arrangement wirkt
auf die berufliche Sphäre zurück: Bei Medizinern kommt es positiv zum Tragen, indem durch die weitgehende Entlastung von Haushaltstätigkeiten ihr
verfügbares Zeitkontingent vergrößert und ihnen berufliche Flexibilität ermöglicht wird. – Dies gilt für berufliche Mehrarbeit, aber beispielsweise auch
für den Besuch von Tagungen und ähnlichen berufsqualifizierenden Veranstaltungen. Die Befunde legen nahe, daß dies auf Medizinerinnen, die Kinder
zu betreuen haben, keineswegs in diesem Maße zutrifft. Da familiale Belastungen dieser Art jedoch nur bei einem Teil der Frauen und nur in einem
ganz bestimmten Lebensabschnitt auftreten, scheint mir ein anderer Aspekt
weitaus bedeutsamer: Folgenreicher als tatsächlich auftretende private Anforderungen, ist die Tatsache, daß der familiale Bereich vor allem einen Ansatz-

---

wahrgenommenen Person erfolgt, sondern entlang stereotyper Vorstellungen und Muster von
Geschlecht verläuft. Vermutungen gehen dahin, daß Geschlechtsstereotype sich auf diese
Weise selbst bestätigen. Einen einführenden Überblick über die Forschungslage gibt Frank
(1992).

punkt für geschlechtsdifferente Zuschreibungsprozesse bietet: So läßt sich
beispielsweise bei Stellenbesetzungen ebenso auf aktuelle wie auf potentielle,
Be- bzw. Entlastungen rekurrieren, so daß selbst eventuelle außerberufliche
Anforderungen der KandidatInnen entscheidungsrelevant werden können. Potentielle und faktische Entlastung im Privatbereich – letztere schon an sich
ein Vorteil in den Lebensbedingungen – wirkt sich auf diese Weise noch ein
zweites Mal, jetzt im Berufssystem, vorteilhaft aus: Mit dem Hinweis auf die
Familienrolle kann bei Männern etwa ein größeres Zeitkontingent, mehr Flexibilität und Mobilität sowie stärkere berufliche Belastbarkeit unterstellt
werden – und damit letztlich eine größere Berufsorientierung. Unabhängig
von ihrer faktischen Lage greift dieser Mechanismus geschlechtsrollenstereo-
typer Zuschreibungen in umgekehrter Weise für Frauen: Mit dem Hinweis
auf ihre Familienrolle kann Frauen eine geringe Berufsorientierung zugeschrieben werden – solchermaßen antizipierte Wirkungen der familialen
Sphäre können für ihre geringeren Chancen im Beruf ausschlaggebend sein.

Bei der beruflichen Entwicklung greifen folglich Mechanismen des Be-
rufs- und im Familiensystems ineinander. Für Frauen ergeben sich hieraus
berufliche Hürden, während Männer in beruflicher wie familialer Sphäre begünstigt sind. Die Wirkung dieser Verknüpfung wird zugleich verdoppelt, da
sie sich einerseits in faktisch ungleichen Arbeitsteilungen und Berufschancen
äußert, andererseits aber auch in den Zuschreibungsprozessen wirksam wird.
So konstruiert sich das Legitimationsmuster geschlechtsspezifischer Ungleichheit quasi von selbst: Berufliche Hemmnisse – und sei es 'nur' eine geringere Berücksichtigung bei der Nachwuchsförderung oder bei der Besetzung von Stellen – werden heute in der Regel mit familialen Orientierungen
und Verpflichtungen von Frauen begründet. Diese Rechtfertigungsmuster
lassen sich jedoch nur deshalb aufrecht erhalten, weil Männer einseitig von
einer verpflichtenden Verantwortung für diese Bereiche entbunden sind. Ihre
Freistellung ist wiederum rückgebunden an Arbeitsstrukturen, die eine aus-
schließliche Konzentration auf die Erwerbstätigkeit erfordern und damit Vereinbarkeit von Beruf und Familie erschweren. Dies wirkt sich de facto nur
nachteilig für Frauen aus, obwohl die Vereinbarkeit beider Sphären an sich
unabhängig von der Geschlechtszugehörigkeit ist. Die gegenseitigen Bezüge
von Berufs- und Familienbereich tragen somit – vermutlich nicht nur bei
Medizinerinnen und Medizinern – noch immer zur Stabilität eines ungleichen
Geschlechterarrangements in Beruf und Familie bei.

Literaturverzeichnis

Abele, Andrea (1979): Frauen 'erobern' einen Beruf. In: *Kölner Zeitschrift für Soziologie und Sozialpsychologie* 31. S. 282-302.

Ackermann-Liebrich, Ursula (1984): Zunahme der Ärztinnen – Herausforderung an die Medizin? In: *Schweizerische Ärztezeitung* 65 (4). S. 137-139.

Dies./Karen Gerber/Maria Lachenmeier (1983): *Schweizer Ärztinnen. Eine Studie über ihre berufliche und familiäre Lage.* Bern u.a.: Huber.

Anger, Hans (1960): *Probleme der Deutschen Universität. Bericht über eine Umfrage unter Professoren und Dozenten.* Tübingen: J.C.B. Mohr.

Atkinson, Paul/Sarah Delamont (1990): Professions and Powlerlessness: Female Marginality in the Learned Occupations. In: *Sociological Review* 38. S. 90-110.

Autenrieth, Christine/Karin Chemnitzer/Michel Domsch (1993): *Personalauswahl und -entwicklung von weiblichen Führungskräften.* Frankfurt/M.: Campus.

Badinter, Elisabeth (1984): *Mutterliebe. Geschichte eines Gefühls vom 17.Jahrhundert bis heute.* München: Piper.

Bauer, Annemarie (1986): Wissenschaft und Hochschule als Beruf: Fragestellungen – Methoden – erste Ergebnisse. In: Bärbel Clemens/Sigrid Metz-Göckel/Aylâ Neusel/Barbara Port (Hg.): *Töchter der Alma Mater. Frauen in der Berufs- und Hochschulforschung.* Frankfurt/M.: Campus. S. 135-152.

Beck, Ulrich/Elisabeth Beck-Gernsheim: *Das ganz normale Chaos der Liebe.* Frankfurt/M.: Suhrkamp.

Beck-Gernsheim, Elisabeth (1989): *Das halbierte Leben. Männerwelt Beruf. Frauenwelt Familie.* Frankfurt/M.: Fischer.

Dies. (1992): Arbeitsteilung, Selbstbild und Lebensentwurf. Neue Konfliktlagen in der Familie. In: *Kölner Zeitschrift für Soziologie und Sozialpsychologie* 44 (2). S. 273-291.

Becker, Uwe (1989): Frauenerwerbstätigkeit - Eine vergleichende Bestandsaufnahme. In: *Aus Politik und Zeitgeschichte. Beilage zur Wochenzeitschrift Das Parlament* 28/29. S. 22-33.

Becker-Schmidt, Regina (1987): Die doppelte Vergesellschaftung – die doppelte Unterdrückung: Besonderheiten der Frauenforschung in den Sozialwissenschaften. In: Lilo Unterkircher/ Ina Wagner (Hg.): *Die andere Hälfte der Gesellschaft: Österreichischer Soziologentag 1985 – Soziologische Befunde zu geschlechtsspezifischen Formen der Lebensbewältigung.* Wien: ÖGB Verlag. S. 10-25.

Dies. (1995): Transformationen und soziale Ungleichheit, soziale Ungleichheit und Geschlecht. In: *Neue Impulse* 3. S. 6-13.

Betzhold, Marita/Eva Duschka/Beatrix Redemann/Sabine Rost (1990): Frauen auf dem Abstellgleis? Ergebnis einer Umfrage zur Situation arbeitsloser Ärztinnen in Berlin (West) des Marburger Bundes Berlin in Kooperation mit der Ärztekammer Berlin vom Frühjahr 1990. In: *Berliner Ärzte* 8. S. 33-34.

Bielby, William T./Denise Del Vento Bielby (1992): I will Follow Him: Family Ties, Gender-Role Beliefs, and the Reluctance to Relocate for a Better Job. In *American Journal for Sociology* 97 (5). S. 1241-1267.

Bischof, Gabriele (1989): Geschlechtsrollenorientierung. In: Franz Urban Pappi (Hg.): *Frauen in Beruf, Haushalt und Öffentlichkeit: Ergebnisse des Schleswig-Holstein-Surveys 1989.* (= Berichte aus der empirischen Frauenforschung 3.) Kiel: Institut für Soziologie der CAU. S. 53-65.

Bleker, Johanna (1994): Anerkennung und Unterordnung? Ärztinnen im Nationalsozialismus. In: Brinkschulte (Hg.) (1994). S. 126-135.

Bollinger, Heinrich/Joachim Hohl (1981): Auf dem Weg von der Profession zum Beruf. Zur Deprofessionalisierung des Ärzte-Standes. In: *Soziale Welt* 32 (4). S. 440-464.

Born, Claudia/Helga Krüger (Hg.) (1993): *Erwerbsverläufe von Ehepartnern und die Modernisierung weiblicher Lebensläufe.* Weinheim: Deutscher Studien Verlag.

Dies. (1993a): Zusammen betrachten, was zusammenlebt. Zur Forschungslage über ehepartnerliche Erwerbsverläufe. In: Born/Krüger (Hg.) (1993). S. 9-21.

Bourdieu, Pierre (1983): Ökonomisches Kapital, kulturelles Kapital und soziales Kapital. In: Reinhard Kreckel (Hg.): *Soziale Ungleichheit.* (= Soziale Welt Sonderband 2.) Göttingen: Schwartz & Co. S. 183-198.

Ders./Jean-Claude Passeron (1971): *Die Illusion der Chancengleichheit. Untersuchungen zur Soziologie des Bildungswesens am Beispiel Frankreichs.* Stuttgart: Klett.

Ders./Luc Boltanski (1981): *Titel und Stelle. Über die Reproduktion sozialer Macht.* Frankfurt/M.: Suhrkamp.

Braszeit, Anne/Ursula Müller/Gudrun Richter-Witzgall/Martina Stackelbeck (1989): *Einstellungsverhalten von Arbeitgebern und Beschäftigungschancen von Frauen.* (= Forschungsbericht des Bundesministers für Arbeit und Sozialordnung 184.) Bonn: Bundesminister für Arbeit und Sozialordnung.

Brinkschulte, Eva (Hg.) (1993): *Weibliche Ärzte. Die Durchsetzung eines Berufsbildes in Deutschland.* Berlin: Edition Hentrich.

Brothun, Mechthild (1988): Ursachen der Unterrepräsentanz von Frauen in universitären Spitzenpositionen. In: *Kölner Zeitschrift für Soziologie und Sozialpsychologie* 40. S. 316-336.

Buchard, Anja (1994): Die Durchsetzung des medizinischen Frauenstudiums in Deutschland. In: Brinkschulte (Hg.) (1994). S. 10-22.

Bundesärztekammer (Hg.) (1993): *Beschlußprotokoll des 96. deutschen Ärztetages vom 4. bis 8. Mai 1993 in Dresden.*

Cohors-Fresenborg, Barbara (1986): Frauen in der Medizin. Interviews mit Ärztinnen. In: Johanna Geyer-Kordesch/Annette Kuhn (Hg.): *Frauenkörper, Medizin, Sexualität. Auf dem Weg zu einer neuen Sexualmoral* (= Geschichtsdidaktik 31). Düsseldorf: Campus. S. 311-327.

Cole, Jonathan/Harriet Zuckerman (1987): Ehe, Mutterschaft und Forschungsleistung. In: *Spektrum der Wissenschaft* (April). S. 42-44.

Domsch, Michel (1993): *Frauen auf dem Weg ins Management.* Hamburg: Pressemitteilung der Universität Hamburg.

Frank, Karsta (1992): *Sprachgewalt. Die sprachliche Reproduktion der Geschlechterhierarchie. Elemente einer feministischen Linguistik im Kontext sozialwissenschaftlicher Frauenforschung.* Tübingen: Niemeyer.

Frevert, Ute (1982): Frauen und Ärzte im späten 18. und frühen 19. Jahrhundert – zur Sozialgeschichte eines Gewaltverhältnisses. In: Annette Kuhn/Jörg Rüsen (Hg.): *Frauen in der Geschichte 2.* Düsseldorf: Schwann. S. 177-207.

Galler, Heinz P. (1989): Dynamische Mikroanalyse als demographische Forschungsstrategie. In: Gert Wagner/Notburga Ott/Hans-Joachim Hoffmann-Nowotny (Hg.): *Familienbildung und Erwerbstätigkeit im demographischen Wandel.* (= Proceedings der 23. Arbeitstagung der Deutschen Gesellschaft für Bevölkerungswissenschaft am 28. Februar - 3. März.) Berlin u.a.: Springer. S. 61-75.

Geenen, Elke (1991): *Karriereblockaden und Marginalisierung von Frauen in Hochschule und Verwaltung. Ausgewählte Ergebnisse einer qualitativen empirischen Untersuchung ungleichzeitiger Prozesse.* Kiel: Institut für Soziologie der CAU.

Dies. (1994): *Blockierte Karrieren. Frauen in der Hochschule.* Opladen: Leske + Budrich.

Geissler, Birgit/Mechthild Oechsle (o.J.): *Lebensplanung als Ressource im Individualisierungsprozeß: Arbeitsblatt 10 des Sonderforschungsbereichs 186 der Universität Bremen.* Bremen: Sonderforschungsbereich 186 Universität Bremen.

Geyer-Kordesch, Johanna (1986a): Die Diskriminierung von Frauen in der Medizin. In: Anne Schlüter/Annette Kuhn (Hg.): *Lila Schwarzbuch. Zur Diskriminierung von Frauen in der Wissenschaft.* Düsseldorf: Schwann. S. 225-233.

Dies. (1986b): Realisierung und Verlust 'weiblicher Identität' bei erfolgreichen Frauen: Die erste Ärztinnengeneration und ihre Medizinkritik. In: Karin Hausen/Helga Nowotny (Hg.): *Wie männlich ist die Wissenschaft?* Frankfurt/M.: Suhrkamp. S. 213-234.

Gildemeister, Regine/Angelika Wetterer (1994): Wie Geschlechter gemacht werden. Die soziale Konstruktion der Zweigeschlechtlichkeit und ihre Reifizierung in der Frauenforschung. In: Gudrun-Axeli Knapp/Angelika Wetterer (Hg.): *Traditionen Brüche. Entwicklung der feministischen Theorie.* Freiburg i. B.: Kore. S. 201-254.

Gorzka, Gabriele/Ulrich Teichler (1987): Karrierechancen von Frauen in Lehre und Forschung. In: *Spektrum der Wissenschaft* (April) 1987. S. 49-51.

Goffman, Erving (1983): The Interaction Order. In: *American Sociological Review* 48. S. 1-17.

Ders. (1994): *Interaktion und Geschlecht.* Frankfurt/M.: Campus.

Handl, Johann (1988): Der langfristige Geburtenrückgang in Deutschland.: Heiratskohorten 1920-1960. In: *Zeitschrift für Bevölkerungswissenschaft* 14 (3). S. 295-317.

Hartenstein, Wolfgang/Jutta Bergmann-Gries/Wolfgang Burkhardt/Reinhard Rudat (1988): *Geschlechtsrollen im Wandel. Partnerschaft und Aufgabenteilung in der Familie.* (= Schriftenreihe des Bundesministerium für Jugend, Familie, Frauen und Gesundheit 235.) Stuttgart u.a.: Kohlhammer.

Hellmich; Andrea (1986): *Frauen zwischen Familie und Beruf. Eine Untersuchung über Voraussetzungen und Nutzen einer Berufskontaktpflege von Frauen in der Familienphase.* (= Schriftenreihe des Bundesministerium für Jugend, Familie, Frauen und Gesundheit 184.) Stuttgart u.a.: Kohlhammer.

Hemmerich, Wera 1991: *(K)eine Chance für ein neues Geschlechterverhältnis? Widersprüche und Ambivalenzen im partnerschaftlichen Alltag.* Bielefeld: Kleine.

Hofbauer, Hans (1978): Ausbildungs- und Berufsverlauf bei Frauen mit betrieblicher Berufsausbildung: Aus der Untersuchung des IAB über Berufsverläufe bei Frauen. In: *Mitteilungen aus der Arbeitsmarkt- und Berufsforschung* 4. S. 393-404.

Höhn, Charlotte (1982): Erwerbstätigkeit und Rollenwandel der Frau. In: *Zeitschrift für Bevölkerungswissenschaft* 8 (3). S. 297-317.

Höpflinger, François (1986): Die Wahrnehmung familialen Verhaltens im Paarvergleich. In: *Zeitschrift für Soziologie* 1. S. 91-168.

Hochschild, Arlie/Anne Machung (1989): *Der 48-Stunden-Tag. Wege aus dem Dilemma berufstätiger Eltern.* Wien und Darmstadt: Zsolnay.

Hollstein, Walter (1993): Die Männerfrage. In: *Aus Politik und Zeitgeschichte. Beilage zur Wochenzeitschrift Das Parlament* 6. S. 3-14.

Homans, Hilary (1987): Man-made Myths: The Reality of Being a Woman Scientist in the NHS. In: Anne Spemer/David Podmore (Hg.): *In a Man's World.* London: Tavistock. S. 87-112.

Huerkamp, Claudia (1980): Ärzte und Professionalisierung in Deutschland. Überlegungen zum Wandel des Arztberufes im 19. Jahrhundert. In: *Geschichte und Gesellschaft* 6 (1). S. 349-382.

Huinink, Johannes (1989): Ausbildung, Erwerbsbeteiligung von Frauen und Familienbildung im Kohortenvergleich. In: Gert Wagner/Notburga Ott/Hans-Joachim Hoffmann-Nowotny (Hg.): *Familienbildung und Erwerbstätigkeit im demongraphischen Wandel.* (= Proceedings der 23. Arbeitstagung der Deutschen Gesellschaft für Bevölkerungswissenschaft am 28. Februar - 3. März in Bad Homburg v.d.H.) Berlin u.a.: Springer.

Institut für Demoskopie Allensbach (1994): *Der partnerschaftliche Mann. Einstellungen und Verhaltensweisen. Ergebnisse einer repräsentativen Bevölkerungsumfrage.* Bonn: Bundesministerium für Frauen und Jugend.

Institut für praxisorientierte Sozialforschung (= IPOS)/Bundesministerium für Frauen und Jugend (1992): *Gleichberechtigung von Frauen und Männern - Wirklichkeit und Einstellungen in der Bevölkerung.* (= Schriftenreihe des Bundesministerium für Frauen und Jugend 7.) Stuttgart u.a.: Kohlhammer.

Kappelhoff, Peter (1989): Partnerschaft und Aufgabenverteilung im Haushalt. In: Franz Urban Pappi (Hg.): *Frauen in Beruf, Haushalt und Öffentlichkeit: Ergebnisse des Schleswig-Holstein-Surveys 1989.* (= Berichte aus der empirischen Frauenforschung 3.) Kiel: Institut für Soziologie der CAU. S. 66-83.

Keddi, Barbara/Gerlinde Seidenspinner (1991): Arbeitsteilung und Partnerschaft. In: Hans Bertram (Hg.): *Die Familie in Westdeutschland. Stabilität und Wandel familialer Lebensformen.* Opladen: Leske + Budrich. S. 159-192.

Krombholz, Heinz (1989): Arbeit und Familie: Geschlechtsspezifische Unterschiede in der Erwerbstätigkeit und die Aufteilung der Erwerbstätigkeit in der Partnerschaft. In: Hans Bertram (Hg.): *Die Familien in Westdeutschland. Stabilität und Wandel familialer Lebensformen.* Opladen: Leske + Budrich. S. 193-231.

Künzler, Jan (1995): Geschlechtsspezifische Arbeitsteilung: Die Beteiligung von Männern im Haushalt im internationalen Vergleich. In: *Zeitschrift für Frauenforschung* 13 (1+2). S. 115-132.

Levey, Barbara A./Nancy O. Gentile/H. Paul Jolly/Harry N. Beaty/Gerald S. Levey (1990): Comparing Research Activities of Women and Men Faculty in Departments of Internal Medicine. In: *Academic Medicine. Journal of the Association of American Medical Colleges* 65 (January). S. 102-105.

Lopata, Helena/Hanna Barnewolt/Kathleen Norr (1980): 'Spouses' Contribution to Each Others Roles. In: Fran Pepiton-Rockwell (Hg.): *Dual Career Couples.* Beverly Hills Ca.: Sage.

Lorber, Judith (1984): *Women Physicians. Carrier, Status, and Power.* New York/London: Tenstock.

Marburger Bund (Hg.) (1985): *Ärztinnen in berufliche Abseits gedrängt?* Dokumentation zum Workshop. Veranstaltet vom Marburger Bund und Deutschen Ärztinnenbund am 12.5.1985 in Travemünde. Köln: Marburger Bund.

Marburger Bund (Hg.) (1987): *'... den Rest machen die Mädels.' Ergebnisse einer Marburger-Bund Fragebogenaktion bei Medizinstudentinnen.* Köln: Marburger Bund.

Marburger Bund (Hg.) (1993): Informationen für und über Ärztinnen/Medizinstudentinnen. Köln: Marburger Bund.

Marquart, Jill A./Kathleen N. Franco/Brendant Carrol (1990): *The Influence of Applicants' Gender on Medical School Interviews.* In: *Academic Medicine. Journal of the Association of American Medical Colleges* 65 (6). S. 410-411.

Marx Ferree, Myra (1991): Gender Conflict and Change: Family Roles in Biographical Perspectives. In: Walter R. Heinz (Hg.): *Status Passages and the Life Course* 1. Weinheim: Deutscher Studien Verlag. S. 162-170.

Mertens, Lothar (1989): Die Entwicklung des Frauenstudiums in Deutschland bis 1945. In: *Aus Politik und Zeitgeschichte. Beilage zur Wochenzeitschrift Das Parlament* 28/ 29. S. 3-12.

Mesletzky, Josephine (1990): *Familien- und Berufskarrieren von Frauen in Schleswig-Holstein.* Kiel: unveröffentl. Magisterarbeit.

Dies. (1994): Zur beruflichen Situation von Medizinerinnen. In: *Neue Impulse* (3). S. 5-8.

Dies. (1995): *Geschlechterverhältnisse in der Medizin. Eine Strukturanalyse.* (= Abschlußbericht des Forschungsprojekts Berufliche Entwicklung und geschlechtsbezogene Karriereverläufe im medizinischen Bereich.) Kiel: ZiF der CAU.

Metz-Göckel, Sigrid/Ursula Müller (1987): Partner oder Gegner. Überlebensweisen einer Ideologie vom männlichen Familienernährer. In: *Soziale Welt* 38 (1). S. 4-28.

Mixa, Elisabeth (1995): Die gläserne Decke. Arbeitsbedingungen und Karrierebarrikaden für Ärztinnen. In: *Frauen/Gesundheit.* (= Jahrbuch für Kritische Medizin 24.) Hamburg: Argument. S. 14-28.

Möbius, Paul J. (1980): *Über den physiologischen Schwachsinn des Weibes.* (= Faks.-Dr. der 8., veränd. Aufl. von 1908.) München: Matthes & Seitz [¹1900].

Nave-Herz, Rosemarie/Corinna Onnen-Isemann/Ursula Oßwald (1991): Aufstieg mit Hindernissen – Bericht über eine empirische Untersuchung zum Karriereverlauf von Hochschullehrerinnen in der Bundesrepublik Deutschland. In: *Zeitschrift für Frauenforschung* (1+2). S. 67-76.

Nowotny, Helga (1986): Über die Schwierigkeiten des Umgangs von Frauen mit der Institution Wissenschaft. In: Karin Hausen/Helga Nowotny (Hg.): *Wie männlich ist die Wissenschaft.* Frankfurt/M.: Suhrkamp. S. 17-30.

Osborn, Emilie H.S./Virginia Ernster/Joseph B. Martin (1992): Women's Attitudes Towards Careers in Academic Medicine in the University of California. In: *Academic Medicine* 1. S. 59-62.

Ott, Notburga (1989): Familienbildung und familiale Entscheidungsprozesse aus verhandlungstheoretischer Sicht. In: Gert Wagner/Notburga Ott/Hans-Joachim Hoffmann-Nowotny (Hg.): *Familienbildung und Erwerbstätigkeit im demographischen Wandel.* (= Proceedings der 23. Arbeitstagung der Deutschen Gesellschaft für Bevölkerungswissenschaft am 28. Februar - 3. März 1989 in Bad Homburg v.d.H.) Berlin u.a.: Springer. S. 97-116.

Pappi, Franz Urban (1987): Die Netzwerkanalyse aus soziologischer Perspektive. In: Ders. (Hg.): *Methoden der Netzwerkanalyse.* (= Techniken der empirischen Sozialforschung 1.) München: Oldenbourg. S. 11-37.

Ders. (1989) (Hg.): *Frauen in Beruf, Haushalt und Öffentlichkeit: Ergebnisse des Schleswig-Holstein-Surveys 1989.* (= Berichte aus der empirischen Frauenforschung 3.) Kiel: Institut für Soziologie der CAU.

Pasero, Ursula (1995): Dethematisierung von Geschlecht. In: Dies./Friederike Braun (Hg.). S. 50-66.

Dies./Friederike Braun (Hg.) (1995): *Konstruktion von Geschlecht.* Pfaffenweiler: Centaurus.

Prahl, Hans Werner (1976): *Hochschulprüfungen – Sinn oder Unsinn? Sozialgeschichte und Ideologiekritik der akademischen Initiationskultur.* München: Kösel.

Rerrich, Maria S. (1990): Ein gleich gutes Leben für alle? Über Ungleichheitsforschung im familialen Alltag. In: Peter A. Berger/Stefan Hradil (Hg.): *Lebenslagen, Lebensläufe, Lebensstile*. (= Soziale Welt Sonderband 7.) Göttingen: Schwartz & Co. S. 189-205.

Dies. (^{2}1990): *Balanceakt Familie. Zwischen alten Leitbildern und neuen Lebensformen*. Freiburg i.B.: Lambertus.

Ryffel-Gericke, Christiane (1983): *Männer in Familie und Beruf*. Dissenhofen: Rüegger.

Schiersmann, Christiane (1995): Bedingungen der Vereinbarkeit von Erwerbstätigkeit und Familienarbeit im europäischen Vergleich - unter besonderer Berücksichtigung von Elternurlaubsregelungen. In: *Zeitschrift für Frauenforschung* 13 (1+2). S. 94-114.

Schmitt, Jutta (1994): Unterschiede auf den zweiten Blick: "weibliche" und "männliche" Fachgebiete in der Medizin. In: Stein/Wetterer (Hg.) (1994). S. 115-139.

Schultz, Dagmar (1991): *Das Geschlecht läuft immer mit. Die Arbeitswelt von Professorinnen und Professoren*. Pfaffenweiler: Centaurus.

Schwarz, Karl (1981): Erwerbstätigkeit der Frau und Kinderzahl. In: *Zeitschrift für Bevölkerungswissenschaft* 7 (1). S. 59-86.

Seemann, Silke (1995): *Die berufliche Situation von Medizinerinnen. Ausbildung, Weiterbildung und Arbeitsmarkt*. Lübeck: Unveröff. Diplomarbeit.

Seidenspinner, Gerlinde/Angelika Burger (1982): *Eine repräsentative Untersuchung der Lebenssituation und des Lebensgefühls 15-19jähriger Mädchen in der Bundesrepublik durchgeführt vom Deutschen Jugendinstitut München und im Auftrag der Zeitschrift Brigitte*. 2 Bände. Hamburg: Gruner & Jahr.

Senatsbeauftragte für Frauenfragen sowie Vorsitzender des Arbeitskreises der Wissenschaftlichen Mitarbeiterinnen und Mitarbeiter der MHH (Hg.) (1993): Umfrage zur Situation wissenschaftlicher Mitarbeiterinnen und Mitarbeiter an der Medizinischen Hochschule Hannover (MHH) im Sommer 1991. (= Basisdokumentation der Ergebnisse Mai 1993.) Hannover.

Sieverding, Monika (1990): *Psychologische Barrieren in der beruflichen Entwicklung von Frauen – Das Beispiel der Medizinerinnen*. Stuttgart: Enke.

Dies./Martina Rauchfuß (1993): Ärztliches Karrierekonzept und Selbstkonzept bei Medizinstudierenden in Ost- und Westberlin. In: *Zeitschrift für Medizinische Psychologie* 2. S. 82-90.

Simm, Regina (1989): Partnerschaft und Familienentwicklung. In: Gert Wagner/Notburga Ott/ Hans-Joachim Hoffmann-Nowotny (Hg.): *Familienbildung und Erwerbstätigkeit im demographischen Wandel*. (= Proceedings der 23. Arbeitstagung der Deutschen Gesellschaft für Bevölkerungswissenschaft am 28. Februar - 3. März in Bad Homburg v.d.H.) Berlin u.a.: Springer.

Soerensen, Annemette (1983): Children and Their Mother's Career. In: *Social Science Research* 12. S. 26-43.

Dies. (1990): Unterschiede im Lebensverlauf von Frauen und Männern. In: Karl-Ulrich Mayer (Hg.): *Lebensverläufe und sozialer Wandel*. (= Kölner Zeitschrift für Soziologie und Sozialpsychologie Sonderheft 31.) Westdeutscher Verlag: Opladen. S. 304-321.

Dies./Sara McLananhan (1987): Married Women's Economic Dependency, 1940-1980. In: *American Journale of Sociology* 93 (3). S. 659-687.

Sommerkorn, Ingrid (1981): Frauen als Lehrende und Lernende an der Hochschule. In: Dies. (Hg.): *Identität und Hochschule. Probleme und Perspektiven studentischer Sozialisation*. (= Blickpunkt Hochschuldidaktik 64). Hamburg: Arbeitsgemeinschaft für Hochschuldidaktik e.V. S. 74-107.

Stein, Ruth Heidi/Angelika Wetterer (Hg.) (1994): *Studierende und studierte Frauen: Ein ost-west-deutscher Vergleich*. (= IAG Frauenforschung 4.) Kassel: Jenior & Preßler.

Stein-Hilbers, Marlene (1994): *Wem 'gehört' das Kind? Neue Familienstrukturen und veränderte Eltern-Kind Beziehungen*. Frankfurt/M.: Campus.

Tölke, Angelika (1990): Partnerschaft und Eheschließung. Wandlungstendenzen in den letzten fünf Jahrzehnten. In: Hans Bertram (Hg.): *Die Familien in Westdeutschland. Stabilität und Wandel familialer Lebensformen*. Opladen: Leske + Budrich. S. 113 - 158.

Wagner, Michael (1989): Familienbildung, Hauserwerb und räumliche Mobilität. In: Gert Wagner/ Notburga Ott/Hans-Joachim Hoffmann-Nowotny (Hg.): *Familienbildung und Erwerbstätigkeit im demographischen Wandel*. (= Proceedings der 23. Arbeitstagung der Deutschen Gesellschaft für Bevölkerungswissenschaft am 28. Februar - 3. März 1989 in Bad Homburg v.d.H.) Berlin u.a.: Springer. S. 159-174.

Wermuth, Nancy (1992): *Frauen an Hochschulen. Statistische Daten zu den Karrierechancen* (= Schriftenreihe Studien zu Bildung und Wissenschaft 105). Bonn: Bundesministerium für Bildung und Wissenschaft.

Wetterer, Angelika (1992): Hierarchie und Differenz im Geschlechterverhältnis. Theoretische Konzepte zur Analyse der Marginalität von Frauen in hochqualifizierten Berufen und Professionen. In: Angelika Wetterer (Hg.): *Profession und Geschlecht: Über die Marginalität von Frauen in hochqualifizierten Berufen*. Frankfurt/M.: Campus. S. 13-40.

Dies. (1993): *Professionalisierung und Geschlechterhierarchie. Vom kollektiven Frauenausschluß zur Integration mit beschränkten Möglichkeiten*. (= Wissenschaft ist Frauensache 3.) Kassel: Jenior & Preßler.

Dies.: (1994): Rhetorische Präsenz – faktische Marginalität. Zur Situation von Wissenschaftlerinnen in Zeiten der Frauenförderung. In: *Zeitschrift für Frauenforschung* (1+2). S. 93-110.

Dies. (1995): Das Geschlecht (bei) der Arbeit. Zur Logik der Vergeschlechtlichung von Berufsarbeit. In: Ursula Pasero/Friederike Braun (Hg.) (1995). S. 199-223.

Yogev, Sara (1981): Do Professional Women Have Egalitarian Marital Relationships? In: *Journal of Marriage and the Family* (November). S. 865-971.

Ziegler, Beate (1993): *Weibliche Ärzte und die Krankenkassen. Anfänge ärztlicher Berufstätigkeit von Frauen in Berlin 1893-1935*. Weinheim: Deutscher Studien Verlag.

Tabellenanhang

Alter	Männer	Frauen	insgesamt
seit einschließl. 1949 geboren	18,1 (89)	9,0 (20)	15,3 (109)
1950 bis 1959	44,3 (218)	34,2 (76)	41,2 (294)
ab 1960 einschließl. geboren	25,9 (185)	56,8 (126)	43,6 (311)
insgesamt	68,9 (492)	31,1 (220)	100,0 (714)

Tab. 12[1]: Altersverteilung der Befragten (gruppiert)
Angaben in Prozent und absolut (keine Angabe = 6, Gamma = .35, p < .01, **[2])

Promotion	Männer	Frauen	insgesamt
bin promoviert	81,7 (405)	67,1 (149)	77,2 (554)
Promotion begonnen	16,5 (82)	27,0 (60)	19,8 (142)
Promotion abgebrochen	0,2 (1)	4,1 (9)	1,4 (10)
(noch) nicht promoviert	1,6 (8)	1,8 (4)	1,7 (12)
insgesamt	69,1 (496)	30,9 (222	100,0 (718)

Tab. 13: Promotion
Angaben in Prozent und absolut (keine Angabe = 2, Cramer's V = .20, p < .01, **)

Promotion	Männer	Frauen	insgesamt
bin promoviert	95,5 (85)	95,0 (19)	95,4 (104)
Promotion begonnen	1,1 (1)	0 (0)	0,9 (1)
nicht promoviert	3,4 (3)	5,0 (1)	3,7 (4)
insgesamt	81,7 (89)	18,3 (20)	100,0 (109)

Tab. 14: Promotion, bis einschließlich 1949 Geborene
Angaben in Prozent und absolut (Cramer's V = .06, p > .05, n.s.)

Promotion	Männer	Frauen	insgesamt
bin promoviert	84,9 (185)	82,9 (63)	84,4 (248)
Promotion begonnen	14,2 (31)	9,2 (7)	12,9 (38)
nicht promoviert	0,9 (2)	7,9 (6)	2,7 (8)
insgesamt	0,9 (2)	25,9 (76)	100,0 (294)

Tab. 15: Promotion, zwischen 1950 und 1959 Geborene
Angaben in Prozent und absolut (Cramer's V = .20, p < .01, **)

---

1 Die Tabellen 1 bis 11 befinden sich im Haupttext.
2 ** = auf dem 1%-Niveau signifikant, * = auf dem 5%-Niveau signifikant, n.s. = Ergebnis nicht signifikant.

Promotion	Männer	Frauen	insgesamt
bin promoviert	70,8 (131)	53,2 (67)	63,7 (198)
Promotion begonnen	27,0 (50)	42,1 (53)	33,1 (103)
nicht promoviert	2,2 (4)	4,8 (6)	3,2 (10)
insgesamt	59,5 (185)	40,5 (126)	100,0 (311)

Tab. 16: Promotion nach Altersgruppe, nach einschließlich 1960 Geborene
Angaben in Prozent und absolut (Cramer's V = .18, p < .05, * Keine Angabe Tab. 14 - 16 = 6)

Art	Männer	Frauen	insgesamt
theoretische Arbeit	6,4 (29)	7,1 (14)	6,6 (43)
statistische Arbeit	19,6 (89)	21,3 (42)	20,1 (131)
experimentelle Arbeit	74,0 (336)	71,6 (141)	73,3 (477)
insgesamt	69,7 (454)	30,3 (197)	100,0 (651

Tab. 17: Art der Promotion
Angaben in Prozent und absolut (Keine Angabe = 69, Cramer's V = .03, p > .05, n.s.)

Bereich	Männer	Frauen	insgesamt
nicht klinisch	45,1 (203)	45,9 (90)	45,4 (293)
klinisch	54,9 (247)	54,1 (106)	54,6 (353)
insgesamt	69,7 (450)	30,3 (196)	100,0 (646)

Tab. 18: Bereich der Promotion
Angaben in Prozent und absolut (Keine Angabe = 74, Phi = .00, p > .05, n.s.)

Promotion in Projekt	Männer	Frauen	insgesamt
ja	37,0 (171)	32,3 (64)	35,6 (235)
nein	63,0 (291)	67,7 (134)	64,4 (425)
insgesamt	70,0 (462)	30,0 (198)	100,0 (660)

Tab. 19: Promotion im Rahmen eines Projektes
Angaben in Prozent und absolut (Keine Angabe = 37, TNZ = 23, Phi = .04, p > .05, n.s.)

Promotion in Projekt	Männer	Frauen	insgesamt
gar nicht	5,3 (9)	4,7 (3)	5,1(12)
kaum	19,9 (34)	18,8(12)	19,6 (46)
mittelmäßig	18,7(32)	34,4 (22)	23,0 (54)
ziemlich	32,7 (56)	23,4 (15)	30,2 (71)
außerordentlich	23,4(40)	18,8 (12)	22,1 (52)
insgesamt	72,8 (171)	27,2 (64)	100,0 (235)

Tab. 20: Einschätzung von Nutzen aus Projektzusammenarbeit
Angaben in Prozent und absolut (TNZ = 485, Pearson's R = -.06, p > .05, n.s.)

Mittelwerte	insgesamt	Männer	Frauen	Differenz
	3,4 (235)	3,5 (171)	3,3 (64)	0,2 n.s.

Tab. 21: Mittelwerte der Einschätzung von Nutzen aus der Projektzusammenarbeit
(TNZ = 485, zweiseitiger t-test, p > .05, n.s.)

Nutzung von Geräten	Männer	Frauen	insgesamt
ja	83,2 (371)	81,6 (155)	82,7 (526)
nein	16,8 (75)	18,4 (35)	17,3 (110)
insgesamt	70,1 (446)	29,9 (190)	100,0 (636)

Tab. 22: Für Promotion angewiesen auf Nutzung von Geräten etc.?
Angaben in Prozent und absolut (Keine Angabe = 84, Phi = .02, p > .05, n.s.)

Nutzung	Männer	Frauen	insgesamt
sehr zufrieden	32,6 (120)	37,7 (58)	178 (34,1)
zufrieden	42,9 (158)	33,8 (52)	40,2 (210)
mittelmäßig	17,1 (63)	18,2 (28)	17,4 (91)
unzufrieden	6,3 (23)	6,5 (10)	6,3 (33)
sehr unzufrieden	1,1 (4)	3,9 (6)	1,9 (10)
insgesamt	70,5 (368)	29,5 (154)	100,0 (522)

Tab. 23: Zufriedenheit mit der Möglichkeit, Geräte etc. zu benutzen
Angaben in Prozent und absolut (Keine Angabe = 4, TNZ = 194, Pearson's R = .02, p > .05, n.s.)

Mittelwerte	insgesamt	Männer	Frauen	Differenz
	2,0 (522)	2,0 (368)	2,1 (154)	0,1 n.s.

Tab. 24: Mittelwerte der Zufriedenheit mit der Möglichkeit, Geräte etc. zu nutzen
(Keine Angabe = 4, TNZ = 194, zweiseitiger t-test, p > .05, n.s.)

Befunde vorgestellt	Männer	Frauen	insgesamt
ja	72,8 (324)	66,7 (126)	71,0 (450)
nein	27,2 (121)	33,3 (63)	29,0 (184)
insgesamt	70,2 (445)	29,8 (189)	100,0 (634)

Tab. 25: Promotionsbefunde außerhalb des eigentlichen Verfahrens der akademischen Öffentlichkeit vorgestellt?
Angaben in Prozent und absolut (Keine Angabe = 86, Phi = -.06, p > .05, n.s.)

Erst- bzw. AlleinautorIn	Männer	Frauen	insgesamt
ja,	48,1 (156)	44,4 (56)	47,1 (212)
nein	51,9 (168)	55,6 (70)	52,9 (238)
insgesamt	72,0 (324)	28,0 (126)	100,0 (450)

Tab. 26: Promotionsbefunde als Erst- bzw. AlleinautorIn der Öffentlichkeit vorgestellt?
Angaben in Prozent und absolut (Keine Angabe = 1, TNZ = 269, Phi = .03, p > 05, n.s.)

MitautorIn	Männer	Frauen	insgesamt
ja,	58,0 (188)	54,0 (68)	56,9 (256)
nein	42,0 (136)	46,0 (58)	43,1 (194)
insgesamt	72,0 (324)	28,0 (126)	100,0 (450)

Tab. 27: Promotionsbefunde als MitautorIn der Öffentlichkeit vorgestellt?
Angaben in Prozent und absolut (Keine Angabe = 1, TNZ = 269, Phi = .04, p > .05, n.s.)

von anderen	Männer	Frauen	insgesamt
ja,	18,5 (60)	23,8 (30)	20,0 (90)
nein	81,5 (264)	76,2 (96)	80,0 (360)
insgesamt	72,0 (324)	28,0 (126)	100,0 (450)

Tab. 28: Promotionsbefunde von anderen (etwa im Projektrahmen) der Öffentlichkeit vorgestellt?
Angaben in Prozent und absolut (Keine Angabe = 1, TNZ = 269, Phi = -.06, p > .05, n.s.)

Habilitation	Männer	Frauen	insgesamt
ja, bin habilitiert	21,1 (196)	5,2 (10)	16,3 (106)
ja, Habilitation begonnen	13,4 (161)	5,2 (10)	10,9 (71)
ja, Habil. geplant	25,7 (117)	16,1 (31)	22,8 (148)
nein, keine Habil. geplant	15,4 (170)	49,2 (95)	25,4 (165)
keine konkreten Vorstellungen	24,6 (112)	24,4 (47)	24,5 (159)
insgesamt	70,3 (456)	29,7 (193)	100,0 (649)

Tab. 29: Habilitation bzw. Habilitationsabsicht
Angaben in Prozent und absolut (Keine Angabe = 71, Cramer's V = .38, p < .01, **)

Habilitation	Männer	Frauen	insgesamt
ja, bin habilitiert	77,9 (67)	26,3 (5)	68,6 (72)
ja, Habilitation begonnen	7,0 (6)	15,8 (3)	8,6 (9)
ja, Habil. geplant	3,5 (3)	5,3 (1)	3,8 (4)
nein, keine Habil. geplant	3,5 (3)	52,6 (10)	12,4 (13)
keine konkreten Vorstellungen	8,1 (7)	0 (0)	0 (0)
insgesamt	81,9 (86)	18,1 (19)	100,0 (105)

Tab. 30: Habilitation bzw. Habilitationsabsicht der bis einschließlich 1949 Geborenen
Angaben in Prozent und absolut (Cramer's V = .61, p < .01, **)

Habilitation	Männer	Frauen	insgesamt
ja, bin habilitiert	13,4 (27)	7,4 (5)	11,9 (32)
ja, Habilitation begonnen	22,8 (46)	10,3 (7)	19,6 (53)
ja, Habil. geplant	23,8 (48)	25,0 (17)	24,1 (65)
nein, keine Habil. geplant	21,8 (44)	45,6 (31)	27,8 (75)
keine konkreten Vorstellungen	18,3 (37)	11,8 (8)	16,7 (45)
insgesamt	74,8 (202)	25,2 (68)	100,0 (270)

Tab. 31: Habilitation bzw. Habilitationsabsicht der zwischen 1950 und 1959 Geborenen
Angaben in Prozent und absolut (Cramer's V = .25, p < .01, **)

Habilitation	Männer	Frauen	insgesamt
ja, bin habilitiert	0 (0)	0 (0)	0 (0)
ja, Habilitation begonnen	4,9 (8)	0 (0)	3,0 (8)
ja, Habil. geplant	40,2 (66)	12,3 (13)	29,3 (9)
nein, keine Habil. geplant	14,0 (23)	50,9 (54)	28,5 (77)
keine konkreten Vorstellungen	40,9 (67)	36,8 (39)	39,3 (106)
insgesamt	60,7 (164)	39,3 (106)	100,0 (270)

Tab. 32: Habilitation bzw. Habilitationsabsicht der nach einschließlich 1960 Geborenen
Angaben in Prozent und absolut (Cramer's V = .44, p < .01, ** Keine Angabe Tab. 30 - 32 = 75)

Mittelwerte	insgesamt	Männer	Frauen	Differenz
	3,8 (94)	3,6 (85)	5,0 (9)	1,4 n.s.

Tab. 33: Mittelwerte der Habilitationsdauer
(TNZ = 626, zweiseitiger t-test, p > .05, n.s. - auf dem 10%-Niveau signifikant)

AiP - Art der Klinik	Männer	Frauen	insgesamt
Universitätsklinik	80,0 (120)	84,0 (79)	81,6 (199)
anderes Akutkrankenhaus	18,0 (27)	13,8 (13)	16,4 (40)
Sanitätszentrum	0,7 (1)	1,1 (1)	0,8 (2)
freie Praxis	0,7 (1)	1,1 (1)	0,8 (2)
andere Einrichtung	0,7 (1)	1,1 (1)	0,4 (1)
insgesamt	61,5 (1)	38,5 (94)	100,0 (244)

Tab. 34: Art der Klinik des AiPs
Angaben in Prozent und absolut (Keine Angabe = 11, TNZ = 465, p > .05, n.s.)

Weiterbildung	Männer	Frauen	insgesamt
ja	77,2 (376)	71,8 (155)	75,5(531)
nein	22,8 (111)	28,2 (61)	24,5 (172)
insgesamt	69,3 (487)	30,7 (216)	100,0 (703)

Tab. 35: Weiterbildung begonnen oder bereits abgeschlossen
Angaben in Prozent und absolut (Keine Angabe = 17, Phi = .06, p > .05, n.s.)

Weiterbildung absolviert	Männer	Frauen	insgesamt
ja	56,0 (210)	36,0 (54)	50,3 (264)
nein	44,0 (165)	64,0 (96)	49,7 (261)
insgesamt	71,4 (375)	28,6 (150)	100,0 (525)

Tab. 36: Weiterbildung absolviert
Angaben in Prozent und absolut (Keine Angabe = 8, TNZ = 187, Phi = .18, p < .01,**)

Weiterbildung	Männer	Frauen	insgesamt
ja	98,7 (76)	14 (100)	98,9 (90)
nein	1,3 (1)	0 (0)	1,1 (1)
insgesamt	84,6 (77)	15,4 (14)	100,0 (91)

Tab. 37: Abgeschlossene Weiterbildung der bis einschließlich 1949 Geborenen
Angaben in Prozent und absolut (Phi = -. 04, p > .05, n.s.)

Weiterbildung	Männer	Frauen	insgesamt
ja	64,1 (118)	52,3 (34)	61,0 (152)
nein	35,9 (66)	47,7 (31)	39,0 (97)
insgesamt	73,9 (184)	26,1 (65)	100,0 (249)

Tab. 38: Abgeschlossene Weiterbildung der zwischen 1950 und 1959 Geborenen
Angaben in Prozent und absolut (Phi = .11, p > .05, n.s.)

Weiterbildung	Männer	Frauen	insgesamt
ja	11,7 (13)	8,5 (6)	10,4 (19)
nein	88,3 (98)	91,5 (65)	89,6 (163)
insgesamt	61,0 (111)	39,0 (71)	100,0 (182)

Tab. 39: Abgeschlossene Weiterbildung der nach einschließlich 1960 Geborenen
Angaben in Prozent und absolut (Keine Angabe = 3, TNZ = 195, Phi = .05, p > .05, n.s.)

Weiterbildung angestrebt?	Männer	Frauen	insgesamt
ja	87,0 (87)	93,0 (53)	89,2 (140)
nein	13,0 (13)	7,0 (4)	10,8 (17)
insgesamt	63,7 (100)	36,3 (57)	100,0 (157)

Tab. 40: Weiterbildung angestrebt?
Angaben in Prozent und absolut (Keine Angabe = 0, TNZ = 533, Phi = -.09, p > .05, n.s.)

Freistellungen	Männer	Frauen	insgesamt
werde/wurde freigestellt	37,0 (136)	38,0 (57)	37,3 (193)
in Ausnahmefällen	27,7 (102)	33,3 (50)	29,3 (152)
nein	19,3 (71)	16,7 (25)	18,5 (96)
brauch(t)e keine Freistellungen	16,0 (59)	12,0 (18)	14,9 (77)
insgesamt	71,0 (368)	29,0 (150)	100,0 (518)

Tab. 41: Freistellungen für Weiterbildungsveranstaltungen gewährt?
Angaben in Prozent und absolut (Keine Angabe = 15, TNZ = 187, Cramer`s V = -.09, p > .05, n.s.)

Berufliche Position	Männer	Frauen	insgesamt
Arzt/Ärztin im Praktikum	8,5 (42)	17,2 (38)	11,2 (80)
Mittelbau	54,5 (269)	67,4 (149)	58,5 (418)
qualifizierter Mittelbau	23,9 (118)	11,8 (26)	20,1 (144)
leitende Position	13,2 (65)	3,6 (8)	10,2 (73)
insgesamt	69,1 (494)	30,9 (221)	100,0 (715)

Tab. 42: Berufliche Position (gruppiert)
Angaben in Prozent und absolut (Keine Angabe = 5, Cramer's V = .23, p < .01, **)

Beschäftigungsverhältnis	Männer	Frauen	insgesamt
befristet	76,6 (379)	85,5 (189)	79,3 (568)
unbefristet	23,4 (116)	14,5 (32)	20,7 (148)
insgesamt	69,1 (495)	30,9 (221)	100,0 (716)

Tab. 43: Art des Beschäftigungsverhältnisses (incl. AiP)
Angaben in Prozent und absolut (Keine Angabe = 4, Phi = -.10, p < .01, **)

Beschäftigungsverhältnis	Männer	Frauen	insgesamt
befristet	96,3 (258)	91,2 (135)	94,5 (393)
unbefristet	3,7 (10)	8,8 (13)	5,5 (23)
insgesamt	64,4 (268)	35,6 (148)	100,0 (416)

Tab. 44: Art des Beschäftigungsverhältnisses im Mittelbau
Angaben in Prozent und absolut (Phi =-.11, p < .05, *)

Beschäftigungsverhältnis	Männer	Frauen	insgesamt
befristet	62,7 (74)	50,0 (13)	60,4 (87)
unbefristet	37,3 (44)	50,0 (13)	39,6 (57)
insgesamt	81,9 (118)	18,1 (26)	100,0 (144)

Tab. 45: Art des Beschäftigungsverhältnisses im qualifizierten Mittelbau
Angaben in Prozent und absolut (Phi =-.10, p > .05, n.s.)

Beschäftigungsverhältnis	Männer	Frauen	insgesamt
befristet	6,2 (4)	37,5 (3)	9,6 (7)
unbefristet	93,8 (61)	62,5 (5)	90,4 (66)
insgesamt	89,0 (65)	11,0 (8)	100,0 (73)

Tab. 46: Art des Beschäftigungsverhältnisses bei gehobenen und leitenden Positionen
Angaben in Prozent und absolut (Phi =-.10, p < .05, *, Keine Angabe Tab. 44 - 46 = 1)

Mittelwerte	insgesamt	Männer	Frauen	Differenz
	35,7 (553)	38,2 (371)	30,7 (182)	8,5**

Tab. 47: Mittelwerte der Dauer bei befristeten Beschäftigungsverhältnissen in Monaten
(Keine Angabe = 167, zweiseitiger t-test, p < .01, **)

Arbeitszeitregelung	Männer	Frauen	insgesamt
Vollzeit, zusätzliche Dienste	57,0 (265)	27,6 (59)	47,7 (324)
Vollzeit ohne zusätzl. Dienste	38,9 (181)	46,7 (100)	41,4 (281)
Teilzeit	4,1 (19)	25,7 (55)	10,9 (74)
insgesamt	68,5 (465)	31,5 (214)	100,0 (679)

Tab. 48: Gegenwärtig gewünschte Arbeitszeitregelung (Beschäftigungsverhältnis)
Angaben in Prozent und absolut (Keine Angabe = 41, Cramer' s V = .37, p < .01, **)

Stundenzahl bei Teilzeit	Männer	Frauen	insgesamt
unter 20 Stunden	11,1 (2)	56,4 (31)	45,2 (33)
20 bis 30 Stunden	16,7 (3)	9,1 (5)	11,0 (8)
mehr als 30 Stunden	72,2 (13)	34,5 (19)	43,8 (32)
insgesamt	24,7 (18)	75,3 (55)	100,0 (73)

Tab. 49: Gegenwärtig gewünschte Arbeitszeitregelung (Stundenzahl)
Angaben in Prozent und absolut (Keine Angabe = 1, TNZ = 646, Cramer's V = .39, p < .01, **)

Mittelwerte	insgesamt	Männer	Frauen	Differenz
	25,1 (73)	28,8 (18)	23,9 (55)	4,9 **

Tab. 50: Mittelwerte der gewünschten Stundenzahl bei Teilzeitbeschäftigung
(Keine Angabe = 1, zweiseitiger t-test, p < .01, **)

Forschung	Männer	Frauen	insgesamt
ja	76,9 (377)	55,0 (121)	70,1 (498)
nein	23,1 (113)	45,0 (99)	29,9 (212)
insgesamt	69,0 (490)	31,0 (220)	100,0 (710)

Tab. 51: Außerhalb der regulären Arbeitszeit forschend tätig?
Angaben in Prozent und absolut (Keine Angabe = 10, Phi = .22, p < .01, **)

Mittelwerte	insgesamt	Männer	Frauen	Differenz
	10,9 (472)	11,3 (361)	9,4 (111)	1,9 *

Tab. 52: Mittelwerte der Forschungstätigkeiten außerhalb der Arbeitszeit
(Keine Angabe = 26, TNZ = 222, zweiseitiger t-test, p < .01, **)

Freistellungen	Männer	Frauen	insgesamt
ja	16,6 (76)	13,7(27)	15,7 (103)
in Ausnahmefällen	33,0 (151)	24,4 (48)	30,4 (199)
nein	39,4 (180)	34,5 (68)	37,9 (248)
nicht forschend tätig	10,9 (50)	27,4 (54)	15,9 (104)
insgesamt	74,0 (457)	30,1 (197)	100,0 (654)

Tab. 53: Gewährung dienstlicher Freistellungen für Forschungstätigkeit
Angaben in Prozent und absolut (Keine Angabe = 66, Cramer's V = .21, p < .01, **)

Freistellungen	Männer	Frauen	insgesamt
ja	18,7 (76)	18,9(27)	18,7 (103)
in Ausnahmefällen	37,1 (151)	33,6 (48)	36,2 (199)
nein	44,2 (180)	47,6 (68)	45,1 (248)
insgesamt	74,0 (407)	26,0 (143)	100,0 (550)

Tab. 54: Gewährung dienstlicher Freistellungen, nur forschend Tätige
Angaben in Prozent und absolut (TNZ = 170, Cramer's V = .03, p > .05, n.s.)

Mittelwerte	insgesamt	Männer	Frauen	Differenz
	3,9 (708)	2,8 (219)	4,3 (489)	1,5 **

Tab. 55: Mittelwerte der Anzahl besuchten Kongresse etc. im Befragungsjahr
(Keine Angabe = 12, zweiseitiger t-test, p < .01, **)

Freistellungen	Männer	Frauen	insgesamt
ja, stets	51,3 (245)	48,4 (106)	49,6 (351)
ja, wenn ich selbst vortrage	33,1 (162)	26,0 (57)	30,9 (219)
in Ausnahmefällen	10,0 (49)	14,2 (31)	11,3 (80)
nein	4,5 (22)	7,3 (16)	5,4 (38)
mir nicht bekannt	2,2 (11)	4,1 (9)	2,8 (20)
insgesamt	69,1 (489)	30,9 (219)	100,0 (708)

Tab. 56: Gewährung dienstlicher Freistellungen für den Besuch von Tagungen und Kongressen
Alle Befragten, Angaben in Prozent und absolut (Keine Angabe = 12, p > .05, n.s. - auf dem 10%-
Niveau signifikant)

Freistellungen	Männer	Frauen	insgesamt
ja, stets	50,3 (245)	50,5 (106)	51,0 (351)
ja, wenn ich selbst vortrage	33,9 (162)	27,1 (57)	31,8 (219)
in Ausnahmefällen	10,3 (49)	14,8 (31)	11,6 (80)
nein	4,6 (22)	7,6 (16)	5,5 (38)
insgesamt	69,5 (478)	30,5 (210)	100,0 (688)

Tab. 57: Gewährung dienstlicher Freistellungen für den Besuch von Tagungen und Kongressen
Diejenigen, denen dies bekannt ist, Angaben in Prozent und absolut (Keine Angabe = 32, p > .05,
n.s. - auf dem 10%-Niveau signifikant)

Vorträge	Männer	Frauen	insgesamt
keinen Vortrag gehalten	37,7 (185)	59,5 (131)	44,4 (316)
Vortrag gehalten	62,3 (306)	40,5 (89)	55,6 (395)
insgesamt	69,1 (491)	30,9 (220)	100,0 (711)

Tab. 58: Vorträge im Befragungsjahr
Angaben in Prozent und absolut (Keine Angabe = 9, Phi = -.20, p < .01, **)

Mittelwerte	insgesamt	Männer	Frauen	Differenz
	3,9 (395)	2,6 (89)	4,3 (306)	1,6 **

Tab. 59: Mittelwerte der Anzahl der Vorträge im Befragungsjahr
Nur diejenigen, die Vorträge hielten (TNZ = 325, zweiseitiger t-test, p < .01, **)

Veröffentlichung	Männer	Frauen	insgesamt
nicht veröffentlicht	25,9 (127)	54,8 (121)	34,8 (248)
veröffentlicht	74,1 (364)	45,2 (100)	65,2 (464)
insgesamt	69,0 (491)	31,0 (221)	100,0 (712)

Tab. 60: Veröffentlichung im Befragungsjahr
Alle Befragten, Angaben in Prozent und absolut (Keine Angabe = 8, Phi = -.28, p < .01, **)

Erst- bzw. AlleinautorIn	Männer	Frauen	insgesamt
ja	70,9 (258)	49,0 (49)	66,2 (307)
nein	29,1 (106)	51,0 (51)	33,8 (157)
insgesamt	78,4 (364)	21,6 (100)	100,0 (464)

Tab. 61: Veröffentlichung als Erst- bzw. AlleinautorIn
Nur publizierende Befragte, Angaben in Prozent und absolut (TNZ = 256, Phi = .19, p < .01, **)

SeniorautorIn	Männer	Frauen	insgesamt
ja	19,9 (69)	9,0 (9)	16,8 (78)
nein	81,0 (295)	91,0 (91)	83,2 (386)
insgesamt	78,4 (364)	21,6 (100)	100,0 (464)

Tab. 62: Veröffentlichung als SeniorautorIn
Nur publizierende Befragte, Angaben in Prozent und absolut (TNZ = 256, Phi = .11, p < .05, *)

MitautorIn	Männer	Frauen	insgesamt
ja	78,0 (284)	75,0 (75)	77,4 (359)
nein	22,0 (80)	25,0 (25)	22,6 (105)
insgesamt	78,4 (364)	21,6 (100)	100,0 (464

Tab. 63: Veröffentlichung als MitautorIn
Nur publizierende Befragte, Angaben in Prozent und absolut (TNZ = 256, Phi = .03, p > .05, n.s. -
auf dem 10%-Niveau signifikant)

(Mit-)HerausgeberIn	Männer	Frauen	insgesamt
ja	11,3 (41)	10,0 (10)	11,0 (51)
nein	88,7 (323)	90,0 (90)	89,0 (413)
insgesamt	78,4 (364)	21,6 (100)	100,0 (464)

Tab. 64: Veröffentlichung als (Mit-)HerausgeberIn
Nur publizierende Befragte, Angaben in Prozent und absolut (TNZ = 256, Phi = .02, p > .05, n.s.)

Nachteile eher für	Männer	Frauen	insgesamt
Frauen	29,3 (142)	57,1 (125)	37,9 (267)
Männer	6,8 (33)	0,5 (1)	4,8 (34)
weiß nicht	63,9 (310)	42,5 (93)	57,2 (403)
insgesamt	68,9 (485)	31,1 (219)	100,0 (704)

Tab. 65: Einschätzung geschlechtsdifferenter Nachteile des GSG
Angaben in Prozent und absolut (Keine Angabe = 16, Cramer's V = .28, p < .01, **)

berufliche Zukunft	Männer	Frauen	insgesamt
sehr negative Folgen (-3)	25,1 (122)	30,0 (66)	26,6 (188)
:	35,4 (172)	35,9 (79)	35,6 (251)
:	20,0 (7)	17,7 (39)	19,3 (136)
:	16,5 (0)	13,2 (29)	15,4 (109)
:	1,6 (8)	2,7 (6)	2,0 (14)
:	1,2 (6)	0 (0)	0,8 (6)
sehr positive Folgen (+3)	0,2 (1)	0,5 (1)	0,3 (2)
insgesamt	68,8 (486)	31,2 (220)	100,0 (706)

Tab. 66: Einschätzung der beruflichen Zukunft nach dem GSG
Angaben in Prozent und absolut (Keine Angabe = 14, Pearson's R = -.06, p > .05 n.s.)

Mittelwerte	insgesamt	Männer	Frauen	Differenz
	2,3 (706)	2,4 (486)	2,2 (220)	0,2 n.s.

Tab. 67: Mittelwerte der Einschätzung der eigenen beruflichen Zukunft nach dem GSG
(Keine Angabe = 14, zweiseitiger t-test, p > .05, n.s.)

Niederlassung geplant?	Männer	Frauen	insgesamt
ja	16,5 (81)	13,6 (30)	15,6 (111)
nein	61,0 (299)	53,4 (118)	58,5 (417)
keine konkrete Planung	22,4 (110)	33,0 (73)	25,7(183)
insgesamt	68,9 (490)	31,1 (221)	100 (711)

Tab. 68: Niederlassungsabsicht vor Inkrafttreten des Gesundheitsstrukturgesetzes
Angaben in Prozent und absolut (Keine Angabe = 9, Cramer' s V = .11, p < .01, **)

Niederlassungschance	Männer	Frauen	insgesamt
sehr gut	1,1 (5)	1,0 (2)	1,1 (7)
ziemlich gut	3,4 (15)	5,0 (10)	3,9 (25)
durchschnittlich	15,4 (67)	9,4 (19)	13,5 (86)
ziemlich schlecht	41,7 (182)	44,6 (90)	42,6 (272)
sehr schlecht	38,3 (167)	40,1 881)	38,9 (248)
insgesamt	68,3 (436)	31,7 (202)	100,0 (638)

Tab. 69: Einschätzung der Chancen für Niederlassung
Angaben in Prozent und absolut (Keine Angabe = 52, TNZ = 30, Pearson's R = .03, p > .05, n.s.)

Mittelwerte	insgesamt	Männer	Frauen	Differenz
	4,1(638)	4,1(436)	4,2 (202)	0,1 n.s.

Tab. 70: Mittelwerte der Einschätzung der Chancen auf Niederlassung
(Keine Angabe = 52, TNZ = 30, zweiseitiger t-test, p > .05, n.s.)

Einstiegsabsicht	Männer	Frauen	insgesamt
Gemeinschaftspraxis	13,6 (66)	18,3 (40)	15,1 (106)
bestimmte Praxis	3,7 (334)	3,2 (7)	3,6 (25)
nein	82,6 (400)	78,5 (172)	81,4 (572)
insgesamt	68,8 (484)	31,2 (219)	100,0 (703)

Tab. 71: Planung der Übernahme einer bestimmten Praxis bzw. des Einstiegs in eine
Gemeinschaftspraxis
Angaben in Prozent und absolut (Keine Angabe = 17, Cramer's V = .06, p > .05, n.s.)

Beschäftigungsverhältnis	Männer	Frauen	insgesamt
Vollzeit	86,6 (71)	31,9 (15)	66,7 (86)
Teilzeit	6,1 (5)	61,7 (29)	26,4 (34)
noch keine konkrete Planung	7,3 (6)	6,4 (3)	7,0 (9)
insgesamt	63,6 (82)	36,4 (47)	100,0 (129)

Tab. 72: Art des Beschäftigungsverhältnisses bei Niederlassungswunsch in freier Praxis
Angaben in Prozent und absolut (Keine Angabe = 2, Cramer' s V = .61, p < .01, **)

Mittelwerte	insgesamt	Männer	Frauen	Differenz
	24,8 (34)	27,0 (5)	24,4 (27)	2,6 n.s.

Tab. 73: Mittelwerte der gewünschten Arbeitszeit bei Teilzeit in Stunden
(TNZ = 686, zweiseitiger t-test, p > .05, n.s.)

Stundenzahl	Männer	Frauen	insgesamt
20,00	40,0 (2)	48,1 (13)	46,9 (15)
25,00	0 (0)	14,8 (4)	12,5 (4)
30,00	40,0 (2)	37,0 (10)	37,5 (12)
35,00	20,0 (1)	0 (0)	3,1 (1)
insgesamt	15,6 (5)	84,4 (27)	100,0 (32)

Tab. 74: Gewünschte Stundenzahl bei Wunsch nach Teilzeitbeschäftigung
Angaben in Prozent und absolut (Keine Angabe = 2, TNZ = 686, Pearson's R = -.19, p > .05, n.s.)

Partnerschaftsverhältnis	Männer	Frauen	insgesamt
ledig, allein lebend	15,0 (74)	37,4 (83)	21,9 (157)
ledig, zusammen lebend, NEL	14,6 (72)	19,4 (43)	16,1 (115)
verheiratet	67,4 (333)	40,5 (90)	59,1 (423)
geschieden	2,2 (11)	2,3 (5)	2,2 (16)
verwitwet	0,8 (4)	0,5 (1)	0,7 (5)
insgesamt	69,0 (494)	31,0 (222)	100,0 (716)

Tab. 75: Partnerschaftsbeziehung und Familienstand
Angaben in Prozent und absolut (Keine Angabe = 4, Cramer's V = .28, p < .01, **)

Alleinlebende	Männer	Frauen	insgesamt
mit Partnerschaft	27,0 (20)	34,9 (29)	31,2 (49)
ohne Partnerschaft	73,0 (54)	65,1 (54)	68,8 (108)
insgesamt	47,1 (74)	52,9 (83)	100,0 (157)

Tab. 76: Alleinlebende: Angaben zu einer Partnerschaft
Angaben in Prozent und absolut (TNZ = 563, Phi = -.09, p > .05, n.s.)

Partnerschaftsverhältnis	Männer	Frauen	insgesamt
ledig, allein lebend	1,2 (1)	27,8 (5)	6,0 (6)
ledig, zusammen lebend, NEL	1,2 (1)	11,1 (2)	3,0 (3)
verheiratet	97,6 (80)	61,1 (11)	91,0 (91)
insgesamt	82,0 (82)	18,0 (18)	100,0 (100)

Tab. 77: Partnerschaftsverhältnis der bis einschließlich 1949 Geborenen
Ohne Geschiedene/Verwitwete, Angaben in Prozent und absolut (Cramer's V = .49, p < .01, **)

Partnerschaftsverhältnis	Männer	Frauen	insgesamt
ledig, allein lebend	10,0 (21)	27,8 (20)	14,5 (41)
ledig, zusammen lebend, NEL	13,7 (29)	12,5 (9)	13,4 (38)
verheiratet	76,3 (161)	59,7 (43)	72,1 (204)
insgesamt	74,6 (211)	25,4 (72)	100,0 (283)

Tab. 78: Partnerschaftsverhältnis der zwischen 1950 und 1959 Geborenen
Ohne Geschiedene/Verwitwete, Angaben in Prozent und absolut (Cramer's V = .22, p < .01, **)

Partnerschaftsverhältnis	Männer	Frauen	insgesamt
ledig, allein lebend	28,6 (52)	46,0 (58)	35,7 (110)
ledig, zusammen lebend, NEL	23,1 (42)	25,4 (32)	24,0 (74)
verheiratet	48,4 (88)	28,6 (36)	40,3 (124)
insgesamt	59,1 (182)	40,9 (126)	100,0 (308)

Tab. 79: Partnerschaftsverhältnis der nach einschließlich 1960 Geborenen
Ohne Geschiedene und Verwitwete, Angaben in Prozent und absolut (Cramer's V = .21, p < .01,
**, Keine Angabe Tab. 77 - 79 = 6, TNZ = 23)

Bildungsabschluß	Männer	Frauen	insgesamt
Hochschulabschluß	63,9 (271)	80,5 (124)	68,1 (395)
Abitur, Fachhochschulreife	20,9 (89)	12,3 (19)	18,6 (108)
Realschulabschluß	14,8 (63)	4,5 (7)	12,1 (70)
Volks-, Hauptschulabschluß	0,5 (2)	1,3 (2)	0,7 (4)
kein Abschluß	0,2 (1)	1,3 (2)	0,5 (3)
insgesamt	73,4 (426)	26,6 (154)	100,0 (580)

Tab. 80: Höchster Bildungsabschluß des Partners, der Partnerin
Angaben in Prozent und absolut (Keine Angabe = 140, Cramer's V = .20, p < .01, **)

Erwerbsstatus	Männer	Frauen	insgesamt
erwerbstätig	52,0 (221)	89,2 (140)	62,0 (361)
Hausfrau/-mann[3]	35,3 (150)	5,1 (8)	27,1 (158)
Ausbildung	9,2 (39)	4,5 (7)	7,9 (46)
arbeitslos + arb.suchend	3,3 (14)	1,3 (2)	2,7 (16)
Rente, Pension	0,2 (1)	0,0 (0)	0,2 (1)
insgesamt	73,0 (425)	27,0 (157)	100,0 (582)

Tab. 81: Momentaner Erwerbsstatus des Partners, der Partnerin
Angaben in Prozent und absolut (Keine Angabe = 13, TNZ = 125, Cramer's V = .35, p < .01, **)

Beschäftigungsverhältnis	Männer	Frauen	insgesamt
vollzeitbeschäftigt	61,2 (134)	93,5 (130)	73,7 (264)
teilzeitbeschäftigt	34,2 (75)	5,0 (7)	22,9 (82)
stundenweise beschäftigt	4,6 (10)	1,4 (2)	3,4 (12)
insgesamt	61,2 (219)	38,8 (139)	100,0 (358)

Tab. 82: Umfang des Beschäftigungsverhältnisses des Partners, der Partnerin
Angaben in Prozent und absolut (Keine Angabe = 3, TNZ = 359,Gamma = -.78, p < .01, **)

Einkommen	Männer	Frauen	insgesamt
höher	11,0 (24)	44,2 (61)	23,9 (85)
etwa gleich hoch	24,3 (53)	39,9 (55)	30,3 (108)
niedriger	64,7 (141)	15,9 (22)	45,8 (163)
insgesamt	61,2 (218)	38,8 (138)	100,0 (356)

Tab. 83: Einkommenshöhe des Partners, der Partnerin im Vergleich zu den Befragten
Angaben in Prozent und absolut (Keine Angabe = 5, TNZ = 359, Gamma = -.73, p < .01, **)

---

3 Wie weitere Auswertungen ergeben haben, sind zwei der von den Befragten als Hausfrauen
   Eingestuften dennoch beschäftigt, einmal stundenweise und einmal in Teilzeit. Die Inkonsi-
   stenz dieser Angaben spiegeln inkonsistente Antworten diese Situation der ambivalenten bzw.
   doppelten Vergesellschaftung von Frauen. Aus diesem Grund wurde an dieser Stelle keine Re-
   codierung vorgenommen.

Haushaltstätigkeiten	Männer	Frauen	insgesamt
ich selbst	26,3 (106)	77,1 (145)	42,5 (251)
PartnerIn	68,0 (274)	9,0 (17)	49,2 (291)
andere Person/en	5,7 (23)	13,8 (26)	8,3 (49)
insgesamt	68,2 (403)	31,8 (188)	100,0 (591)

Tab. 84: Hauptsächliche Übernahme von Haushaltstätigkeiten (nur gültige Antworten)
Angaben in Prozent und absolut (Keine Angabe = 129, Cramer's V = .55 p < .01, **)

Haushaltstätigkeiten	Männer	Frauen	insgesamt
ich selbst	89,5 (51)	89,1 (49)	89,3 (100)
andere Person/en	10,5 (6)	10,9 (6)	10,7 (12)
insgesamt	50,9 (57)	49,1 (55)	100,0 (112)

Tab. 85: Hauptsächliche Übernahme von Haushaltstätigkeiten, Befragte ohne Partnerschaft
Angaben in Prozent und absolut (Cramer's V = .00, p > .05, n.s.)

Haushaltstätigkeiten	Männer	Frauen	insgesamt
ich selbst	15,9 (55)	72,2 (96)	31,5 (151)
PartnerIn	79,2 (274)	12,8 (17)	60,8 (291)
andere Person/en	4,9 (17)	15,0 (20)	7,7 (37)
insgesamt	72,2 (346)	27,8 (133)	100,0 (479)

Tab. 86: Hauptsächliche Übernahme von Haushaltstätigkeiten, Befragte in einer Partnerschaft
Angaben in Prozent und absolut (Cramer's V = .61, p < .01, **, Keine Angabe Tab. 85 - 86 = 129)

Belastung	Männer	Frauen	insgesamt
gar nicht	11,1 (53)	2,4 (5)	8,5 (58)
kaum	39,7 (189)	23,8 (50)	34,8 (239)
mittelmäßig	32,6 (155)	42,9 (90)	35,7 (245)
ziemlich	14,1 (67)	23,3 (49)	16,9 (116)
sehr stark	2,5 (12)	7,6 (16)	4,1 (28)
insgesamt	69,4 (476)	30,6 (210)	100,0 (686)

Tab. 87: Einschätzung der Belastung durch Haushaltstätigkeiten
Angaben in Prozent und absolut (Keine Angabe = 34, Pearson's R = .25, p < .01, **)

Mittelwerte	insgesamt	Männer	Frauen	Differenz
	2,7 (686)	2,6 (476)	3,1 (220)	0,5 **

Tab. 88: Mittelwerte der Einschätzung von Belastung durch Haushaltstätigkeit
(Keine Angabe = 34, zweiseitiger t-test, p < .01, **)

Mittelwerte	insgesamt	Männer	Frauen	Differenz
	2,7 (577)	2,6 (421)	3,2 (156)	0,6 **

Tab. 89: Mittelwerte der Einschätzung von Belastung durch Haushaltstätigkeit, nur Befragte in
einer Partnerschaft
(zweiseitiger t-test, p < .01, **)

Mittelwerte	insgesamt	Männer	Frauen	Differenz
	2,8 (109)	2,7 (55)	2,9 (54)	0,2 n.s.

Tab. 90: Mittelwerte der Einschätzung von Belastung durch Haushaltstätigkeit, nur Befragte ohne Partnerschaft
(zweiseitiger t-test, p > .05, n.s.)

Mobilitätsbereitschaft	Männer	Frauen	insgesamt
keinesfalls	8,9 (42)	18,0 (39)	11,8 (81)
eher nicht	19,8 (93)	23,5 (51)	21,0 (144)
vielleicht	23,0 (108)	23,0 (50)	23,0 (158)
wahrscheinlich	25,7 (121)	22,1 (48)	169 (24,6)
ganz sicher	22,6 (106)	13,4 (29)	19,7 (135)
insgesamt	68,4 (470)	31,6 (217)	100,0 (687)

Tab. 91: Mobilitätbereitschaft
Angaben in Prozent und absolut (Keine Angabe = 33, Pearson's R = -.16, p < .01, **)

Mittelwerte	insgesamt	Männer	Frauen	Differenz
	3,2 (687)	3,3 (470)	2,9 (217)	0,3 **

Tab. 92: Mittelwerte Mobilitätsbereitschaft
(zweiseitiger t-test, p < .01, **)

Mobilität	Männer	Frauen	insgesamt
nicht mehr beruflich verändern	14,2 (33)	4,3 (6)	10,5 (39)
PartnerIn beruflich gebunden	59,2 (138)	82,1 (115)	67,8 (253)
Rücksicht auf Kind/er	26,6 (62)	13,6 (19)	21,7 (81)
insgesamt	62,5 (233)	37,5 (140)	100,0 (373)

Tab. 93: Gründe gegen Mobilität
Angaben in Prozent und absolut (Keine Angabe = 347, Cramer's V = .24, p < .01, **)

berufliche Abstriche?	Männer	Frauen	insgesamt
trifft gar nicht zu	27,8 (112)	37,2 (55)	30,3 (167)
trifft wenig zu	34,5 (139)	25,7 (38)	32,1 (177)
teils-teils	24,1 (97)	22,3 (33)	23,6 (130)
trifft ziemlich zu	7,4 (30)	7,4 (11)	7,4 (41)
trifft völlig zu	6,2 (25)	7,4 (11)	6,5 (36)
insgesamt	73,1 (403)	26,9 (148)	100,0 (551)

Tab. 94: Einschätzung beruflicher Abstriche für Partner, Partnerin
Angaben in Prozent und absolut (Keine Angabe = 43, TNZ = 126, Pearson's R = -.03, p > .05, n.s.)

Unterhaltung berufl.-fachl.	Männer	Frauen	insgesamt
trifft gar nicht zu	3,2 (13)	2,0 (3)	2,9 (16)
trifft wenig zu	18,1 (74)	11,5 (17)	16,3 (91)
teils-teils	20,8 (85)	27,0 (40)	22,4 (125)
trifft ziemlich zu	25,2 (103)	25,0 (37)	25,1 (140)
trifft völlig zu	32,8 (134)	34,5 (51)	33,2 (185)
insgesamt	73,4 (409)	26,6 (148)	100,0 (557)

Tab. 95: Einschätzung der Unterhaltung über Beruflich-Fachliches in Partnerschaft
Angaben in Prozent und absolut (Keine Angabe = 37, TNZ = 126, Pearson's R = .05, p > .05, n.s.)

berufliche Unterstützung	Männer	Frauen	insgesamt
trifft gar nicht zu	2,9 (12)	1,4 (2)	2,5 (14)
trifft wenig zu	11,5 (47)	9,5 (14)	11,0 (61)
teils-teils	18,8 (77)	13,5 (20)	17,4 (97)
trifft ziemlich zu	30,1 (123)	27,0 (40)	29,3 (163)
trifft völlig zu	36,7 (150)	48,6 (72)	39,9 (222)
insgesamt	73,4 (409)	26,6 (148)	100,0 (557)

Tab. 96: Einschätzung der beruflichen Unterstützung durch Partner, Partnerin
Angaben in Prozent und absolut (Keine Angabe = 37, TNZ = 126, Pearson's R = .10, p > .05, n.s.)

Kinder	Männer	Frauen	insgesamt
kein Kind	42,0 (206)	66,8 (145)	49,6 (351)
ein Kind	58,0 (285)	33,2 (72)	50,4 (357)
insgesamt	69,4 (491)	30,6 (217)	100,0 (708)

Tab. 97: Kinder, in Prozent und absolut
(Keine Angabe = 12, Phi = -.23, p < .01, **)

Kinderzahl	Männer	Frauen	insgesamt
kein Kind	42,0 (206)	66,8 (145)	49,6 (351)
ein Kind	18,9 (93)	17,5 (38)	18,5 (131)
zwei Kinder	22,8 (112)	8,3 (18)	18,4 (130)
drei Kinder	9,6 (47)	6,0 (13)	8,3 (60)
vier Kinder	5,7 (28)	1,4 (3)	4,4 (31)
fünf Kinder	0,8 (4)	0 (0)	0,6 (4)
sechs Kinder	0,2 (1)	0 (0)	0,1 (1)
insgesamt	69,4 (491)	30,6 (217)	100,0 (708)

Tab. 98: Kinderzahl
Angaben in Prozent und absolut (Keine Angabe = 12, Pearson's R = -.24, p < .01, **)

Mittelwerte	insgesamt	Männer	Frauen	Differenz
	1,0 (708)	1,2 (491)	0,6 (217)	0,6 **

Tab. 99: Mittelwerte Kinderzahl
(Keine Angabe = 12, zweiseitiger t-test, p < .01, **)

Kinder	Männer	Frauen	insgesamt
kein Kind	12,5 (11)	42,1 (8)	17,8 (19)
Kind/er	87,5 (77)	57,9 (11)	82,2 (88)
insgesamt	82,2 (88)	17,8 (19)	100,0 (107)

Tab. 100: Kinder, bis einschließlich 1949 Geborene
Angaben in Prozent und absolut (Phi = -.30, p < .01, *)

Kinder	Männer	Frauen	insgesamt
kein Kind	32,9 (71)	45,3 (34)	36,1 (105)
Kind/er	67,1 (145)	54,7 (41)	63,9 (186)
insgesamt	74,2 (216)	25,8 (75)	100,0 (291)

Tab. 101: Kinder, zwischen 1950 und 1959 Geborene
Angaben in Prozent und absolut (Phi = -.11, p > .05, n.s. - auf dem 10%-Niveau signifikant)

Kinder	Männer	Frauen	insgesamt
kein Kind	67,8 (124)	83,7 (103)	74,2 (227)
Kind/er	32,2 (59)	16,3 (20)	25,8 (79)
insgesamt	59,8 (183)	40,2 (123)	100,0 (306)

Tab. 102: Kinder, nach einschließlich 1960 Geborene
Angaben in Prozent und absolut (Phi = -.18, p < .01, **, Keine Angabe Tab. 100 - 102 = 16)

berufliche Nachteile?	Männer	Frauen	insgesamt
keinesfalls	1,8 (9)	0 (0)	1,3 (9)
eher nicht	4,1 (20)	2,3 (5)	3,5 (25)
vielleicht	7,5 (37)	7,7 (17)	7,6 (54)
wahrscheinlich	44,0 (217)	34,7 (77)	41,1 (294)
ganz sicher	42,6 (210)	55,4 (123)	46,6 (333)
insgesamt	69,0 (493)	31,0 (222)	100,0 (715)

Tab. 103: Einschätzung beruflicher Nachteile durch Berufsunterbrechung
Angaben in Prozent und absolut (Keine Angabe = 5, Pearson's R = .12, p < .01, **)

Mittelwerte	insgesamt	Männer	Frauen	Differenz
	4,3 (715)	4,2 (493)	4,4 (222)	0,2 **

Tab. 104: Mittelwerte der Einschätzung beruflicher Nachteile durch Berufsunterbrechungen
(Keine Angabe = 5 , zweiseitiger t-test, p < .01, **)

Wiedereinstiegschancen	Männer	Frauen	insgesamt
sehr schlecht	15,9 (78)	28,8 (64)	19,9 (142)
eher ungünstig	61,6 (302)	56,8 (126)	60,1 (428)
teils-teils	15,9 (78)	10,8 (24)	14,3 (102)
eher günstig	5,1 (25)	3,2 (7)	4,5 (32)
sehr günstig	1,4 (7)	0,5 (1)	1,1 (8)
insgesamt	68,8 (490)	31,2 (222)	100,0 (712)

Tab. 105: Einschätzung der Wiedereinstiegschancen
Angaben in Prozent und absolut (Keine Angabe = 8, Pearson's R = -.15, p < .01, **)

Mittelwerte	insgesamt	Männer	Frauen	Differenz
	2,1 (712)	2,1 (490)	1,9 (222)	0,2 **

Tab. 106: Mittelwerte der Einschätzung von Wiedereinstiegschancen
(Keine Angabe = 8, zweiseitiger t-test, p < .01, **)

Berufsunterbrechung	Männer	Frauen	insgesamt
ja	5,0 (25)	23,9 (53)	10,9 (78)
nein	95,0 (471)	76,1 (169)	89,1 (640)
insgesamt	69,1(496)	30,9 (222)	100,0 (718)

Tab. 107: Unterbrechung der beruflichen Tätigkeit für Kinderbetreuung, sämtliche Befragte
Angaben in Prozent und absolut (Keine Angabe = 2, Phi = -.28, p < .01, **)

Berufsunterbrechung	Männer	Frauen	insgesamt
ja	9,1 (25)	74,6 (53)	22,6 (78)
nein	90,9 (249)	25,4 (18)	77,4 (267)
insgesamt	79,4 (274)	20,6 (71)	100,0 (345)

Tab. 108: Unterbrechung der beruflichen Tätigkeit für Kinderbetreuung, nur Befragte mit Kindern
Angaben in Prozent und absolut (Keine Angabe = 24, TNZ = 351, Phi = -.63, p < .01, **)

Unterbrechungen	Männer	Frauen	insgesamt
eine	88,0 (22)	67,9 (36)	74,4 (58)
zwei	4,0 (1)	22,6 (12)	16,7 (13)
drei	4,0 (1)	7,5 (4)	6,4 (5)
vier	4,0 (1)	1,9 (1)	2,6 (2)
insgesamt	32,1 (25)	67,9 (53)	100,0 (78)

Tab. 109: Anzahl der Unterbrechungen
Angaben in Prozent und absolut (TNZ = 642, Pearson's R = .13, p > .05, n.s.)

Unterbrechung	Männer	Frauen	insgesamt
ja	36,0 (9)	17,0 (9)	23,1 (18)
nein	64,0 (16)	83,0 (44)	76,9 (60)
insgesamt	32,1 (25)	67,9 (53)	100,0 (78)

Tab. 110: Unterbrechung während des Studiums
Angaben in Prozent und absolut (TNZ = 6412, Phi = .21, p > .05, n.s.)

Unterbrechung	Männer	Frauen	insgesamt
ja	8,0 (2)	1,9 (1)	3,8 (3)
nein	92,0 (23)	98,1 (52)	96,2 (75)
insgesamt	32,1 (25)	67,9 (53)	100,0 (78)

Tab. 111: Unterbrechung zwischen PJ und 3.Staatsexamen
Angaben in Prozent und absolut (TNZ = 642, Phi = .15, p > .05, n.s.)

Unterbrechung	Männer	Frauen	insgesamt
ja	32,0 (8)	26,4 (14)	28,2 (22)
nein	68,0 (17)	73,6 (39)	71,8 (56)
insgesamt	32,1 (25)	67,9 (53)	100,0 (78)

Tab. 112: Unterbrechung zwischen 3.Staatsexamen und erster Anstellung/AiP
Angaben in Prozent und absolut (TNZ = 642, Phi = .06, p > .05, n.s.)

Unterbrechung	Männer	Frauen	insgesamt
ja	4,0 (1)	7,5 (4)	6,4 (5)
nein	96 (24)	92,5 (49)	93,6 (73)
insgesamt	32,1 (25)	67,9 (53)	100,0 (78)

Tab. 113: Unterbrechung im AiP
Angaben in Prozent und absolut (TNZ = 642, Phi = -.06, p > .05, n.s.)

Unterbrechung	Männer	Frauen	insgesamt
ja	0 (0)	5,7 (3)	3,8 (3)
nein	100,0 (25)	94, 3 (50)	96,2 (75)
insgesamt	32,1 (25)	67,9 (53)	100,0 (78)

Tab. 114: Unterbrechung zwischen AiP und 1.Anstellung
Angaben in Prozent und absolut (TNZ = 642, Phi = -.14, p > .05, n.s.)

Unterbrechung	Männer	Frauen	insgesamt
ja	20,0 (5)	56,6 (30)	44,9 (35)
nein	80,0 (20)	43,4 (23)	55,1 (43)
insgesamt	32,1 (25)	67,9 (53)	100,0 (78)

Tab. 115: Unterbrechung während einer regulären Anstellung
Angaben in Prozent und absolut (TNZ = 642, Phi = -.34, p < .01, **)

Unterbrechung	Männer	Frauen	insgesamt
ja	16,0 (4)	15,1 (8)	15,4 (12)
nein	84,0 (21)	84,9 (45)	84,6 (66)
insgesamt	32,1 (25)	67,9 (53)	100,0 (78)

Tab. 116: Unterbrechung zwischen zwei Beschäftigungsverhältnissen
Angaben in Prozent und absolut (TNZ = 642, Phi = .01, p > .05, n.s.)

berufliche Nachteile	Männer	Frauen	insgesamt
keinesfalls	36,0 (9)	21,6 (11)	26,3 (20)
eher nicht	36,0 (9)	11,8 (6)	19,7 (15)
vielleicht	12,0 (3)	13,7 (7)	13,2 (10)
wahrscheinlich	16,0 (4)	21,6 (11)	19,7 (15)
ganz sicher	0,0 (0)	31,4 (16)	21,1 (16)
insgesamt	32,9 (25)	67,1 (51)	100,0 (76)

Tab. 117: Berufliche Nachteile durch Unterbrechungszeiten für Kinderbetreuung?
Angaben in Prozent und absolut (Keine Angabe = 2,TNZ = 642, Pearson's R = .38, p < .01, *)

Mittelwerte	insgesamt	Männer	Frauen	Differenz
	2,9 (76)	2,1 (25)	3,3 (51)	1,2 **

Tab. 118: Mittelwerte Einschätzung beruflicher Nachteile durch Unterbrechung
(Keine Angabe = 2, TNZ = 642, zweiseitiger t-test, p < .01, **)

berufliche Nachteile	Männer	Frauen	insgesamt
keinesfalls	32,0 (8)	3,8 (2)	13,0 (10)
eher nicht	24,0 (6)	13,5 (7)	16,9 (13)
vielleicht	16,0 (4)	5,8 (3)	9,1 (7)
wahrscheinlich	8,0 (2)	36,5 (19)	27,3 (21)
ganz sicher	20,0 (5)	40,4 (21)	33,8 (26)
insgesamt	32,5 (25)	67,5 (52)	100,0 (77)

Tab. 119: Berufliche Nachteile durch Kinder?
Angaben in Prozent und absolut (Keine Angabe = 1, TNZ = 642, Pearson's R = .45, p < .01, **)

Mittelwerte	insgesamt	Männer	Frauen	Differenz
	3,5 (77)	2,6 (25)	4,0 (52)	1,4 **

Tab. 120: Mittelwerte der Einschätzung beruflicher Nachteile durch Kinder
(Keine Angabe = 1, TNZ = 642, zweiseitiger t-test, p < .01, **)

Betreuung	Männer	Frauen	insgesamt
ja	18,7 (50)	73,2 (52)	30,1 (102)
nein	81,3 (218)	26,8 (19)	69,9 (237)
insgesamt	79,1 (268)	20,9 (71)	100,0 (339)

Tab. 121: Kinderbetreuung im Kleinkindalter, hauptsächlich selbst übernommen
Angaben in Prozent und absolut (Keine Angabe = 2, TNZ = 379, Phi = -.48, p < .01, **)

Betreuung	Männer	Frauen	insgesamt
ja	94,4 (253)	32,4 (23)	81,4 (276)
nein	5,6 (15)	67,6 (48)	18,6 (63)
insgesamt	79,1 (268)	20,9 (71)	100,0 (339)

Tab. 122: Kinderbetreuung im Kleinkindalter, hauptsächlich durch PartnerIn
Angaben in Prozent und absolut (Keine Angabe = 20, TNZ = 361, Phi = .65, p < .01, **)

Betreuung	Männer	Frauen	insgesamt
ja	5,2 (14)	5,6 (4)	5,3 (18)
nein	94,8 (254)	94,4 (67)	94,7 (321)
insgesamt	79,1 (268)	20,9 (71)	100,0 (339)

Tab. 123: Kinderbetreuung im Kleinkindalter, hauptsächlich durch eine Krippe
Angaben in Prozent und absolut (Keine Angabe = 20, TNZ = 361, Phi = -.01, p > .05, n.s.)

Betreuung	Männer	Frauen	insgesamt
ja	7,8 (21)	18,3 (13)	10,0 (34)
nein	92,2 (247)	81,7 (58)	90,0 (305)
insgesamt	79,1 (268)	20,9 (71)	100,0 (339)

Tab. 124: Kinderbetreuung im Kleinkindalter, hauptsächlich durch Verwandte
Angaben in Prozent und absolut (Keine Angabe = 20, TNZ = 361, Phi = -.14, p < .05, *)

Betreuung	Männer	Frauen	insgesamt
ja	17,2 (46)	49,3 (35)	23,9 (81)
nein	82,8 (222)	50,7 (36)	76,1 (258)
insgesamt	79,1 (268)	20,9 (71)	100,0 (339)

Tab. 125: Kinderbetreuung im Kleinkindalter, hauptsächlich durch Tagesmutter
Angaben in Prozent und absolut (Keine Angabe = 20, TNZ = 361, Phi = -.31, p < .01, **)

Betreuungsinstanzen	Männer	Frauen	insgesamt
eine	69,0 (185)	43,7 (31)	63,7 (216)
zwei	20,5 (55)	36,6 (26)	23,9 (81)
drei	9,0 (24)	16,9 (12)	10,6 (36)
vier	1,1 (3)	2,8 (2)	1,5 (5)
fünf	0,4 (1)	0 (0)	0,3 (1)
insgesamt	79,1 (268)	20,9 (71)	100,0 (339)

Tab. 126: Anzahl der genannten Betreuungsarten im Kleinkindalter
Angaben in Prozent und absolut (TNZ = 379, Pearson's R = .19, p < .01, **)

Kinder	Männer	Frauen	insgesamt
keine Kinder	20,3 (52)	24,6 (17)	21,2 (69)
Kind/er	79,7 (204)	75,4 (52)	78,8 (256)
insgesamt	78,8 (256)	21,2 (69)	100,0 (325)

Tab. 127: Kind im Kindergartenalter vorhanden?
Angaben in Prozent und absolut (Keine Angabe = 34, TNZ = 361, Phi = -.04, p > .05, n.s.)

Betreuung	Männer	Frauen	insgesamt
ja	13,6 (27)	58,0 (29)	22,6 (56)
nein	86,4 (171)	42,0 (21)	77,4 (192)
insgesamt	79,8 (198)	20,2 (50)	100,0 (248)

Tab. 128: Betreuung im Kindergartenalter, hauptsächlich selbst übernommen
Angaben in Prozent und absolut (Keine Angabe = 42, TNZ = 430, Phi = -.43, p < .01, **)

Betreuung	Männer	Frauen	insgesamt
ja	89,4 (177)	30,0 (15)	77,4 (192)
nein	10,6 (21)	70,0 (35)	22,6 (56)
insgesamt	79,8 (198)	20,2 (50)	100,0 (248)

Tab. 129: Betreuung im Kindergartenalter, hauptsächlich durch PartnerIn
Angaben in Prozent und absolut (Keine Angabe = 42, TNZ = 430, Phi = .57, p < .01, **)

Betreuung	Männer	Frauen	insgesamt
ja	29,3 (58)	36,0 (18)	30,6 (76)
nein	70,7 (140)	64,0 (32)	69,4 (172)
insgesamt	79,8 (198)	20,2 (50)	100,0 (248)

Tab. 130: Betreuung im Kindergartenalter, hauptsächlich durch Kindergarten
Angaben in Prozent und absolut (Keine Angabe = 42, TNZ = 430, Phi = -.06, p > .05, n.s.)

Betreuung	Männer	Frauen	insgesamt
ja	8,1 (16)	14,0 (7)	9,3 (23)
nein	91,9 (182)	86,0 (43)	90,7 (225)
insgesamt	79,8 (198)	20,2 (50)	100,0 (248)

Tab. 131: Betreuung im Kindergartenalter, hauptsächlich durch Verwandte
Angaben in Prozent und absolut (Keine Angabe = 42, TNZ = 430, Phi = -.08, p > .05, n.s.)

Betreuung	Männer	Frauen	insgesamt
ja	17,2 (34)	48,0 (24)	23,4 (58)
nein	82,8(164)	52,0 (26)	76,6 (190)
insgesamt	79,8 (198)	20,2 (50)	100,0 (248)

Tab. 132: Betreuung im Kindergartenalter, hauptsächlich durch Tagesmutter
Angaben in Prozent und absolut (Keine Angabe = 42, TNZ = 430, Phi = -.29, p < .01, **)

Betreuungsinstanzen	Männer	Frauen	insgesamt
eine	60,1 (119)	40,0 (20)	56,0 (139)
zwei	51 (25,8)	38,0 (19)	28,2 (70)
drei	11,1 (22)	18,0 (9)	12,5 (31)
vier	2,5 (5)	4,0 (2)	2,8 (7)
fünf	0,5 (1)	0 (0)	0,4 (1)
insgesamt	79,8 (198)	20,2 (50)	100,0 (248)

Tab. 133: Anzahl der genannten Betreuungsarten im Kindergartenalter
Angaben in Prozent und absolut (TNZ = 472, Pearson's R = .14, p > .05, n.s.)

Kinder	Männer	Frauen	insgesamt
keine Kinder	17,5 (35)	26,5 (13)	19,3 (48)
Kind/er	82,5 (165)	73,5 (36)	80,7 (201)
insgesamt	80,3 (200)	19,7 (49)	100,0 (249)

Tab. 134: Kinder im Schulalter vorhanden?
Angaben in Prozent und absolut (Keine Angabe = 41, TNZ = 430, Phi = -.09, p > .05, n.s.)

Betreuung	Männer	Frauen	insgesamt
keine Kinder	14,1 (23)	69,7 (23)	23,5 (46)
Kind/er	85,9 (140)	30,3 (10)	76,5 (150)
insgesamt	83,2 (163)	16,8 (33)	100,0 (196)

Tab. 135: Betreuung im Schulalter, hauptsächlich selbst übernommen
Angaben in Prozent und absolut (Keine Angabe = 524, Phi = -.50, p < .01, **)

Betreuung	Männer	Frauen	insgesamt
ja	93,3 (152)	36,4 (12)	83,7 (164)
nein	6,7 (11)	63,6 (21)	16,3 (32)
insgesamt	83,2 (163)	16,8 (33)	100,0 (196)

Tab. 136: Betreuung im Schulalter, hauptsächlich durch PartnerIn
Angaben in Prozent und absolut (Keine Angabe = 524, Phi = .58, p < .01, **)

Betreuung	Männer	Frauen	insgesamt
ja	6,7 (11)	3,0 (1)	6,1 (12)
nein	93,3 (152)	97,0 (32)	93,9 (184)
insgesamt	83,2 (163)	16,8 (33)	100,0 (196)

Tab. 137: Betreuung im Schulalter, hauptsächlich im Hort
Angaben in Prozent und absolut (Keine Angabe = 524, Phi = .06, p > .05, n.s.)

Betreuung	Männer	Frauen	insgesamt
ja	6,7 (11)	9,1 (3)	7,1 (14)
nein	93,3 (152)	90,9 (30)	92,9 (182)
insgesamt	83,2 (163)	16,8 (33)	100,0 (196)

Tab. 138: Betreuung im Schulalter, hauptsächlich durch Verwandte
Angaben in Prozent und absolut (Keine Angabe = 524, Phi = -.04, p > .05, n.s.)

Betreuung	Männer	Frauen	insgesamt
ja	8,6 (14)	30,3 (10)	12,2 (24)
nein	91,4 (149)	69,7 (23)	87,8 (172)
insgesamt	83,2 (163)	16,8 (33)	100,0 (196)

Tab. 139: Betreuung im Schulalter, hauptsächlich durch Tagesmutter
Angaben in Prozent und absolut (Keine Angabe = 524, Phi = -.25, p < .05, *)

Betreuungsinstanzen	Männer	Frauen	insgesamt
eine	76,1 (124)	54,5 (18)	72,4 (142)
zwei	19,0 (31)	42,4 (14)	23,0 (45)
drei	4,3 (7)	3,0 (1)	4,1 (8)
vier	0,6 (1)	0,0 (0)	0,5 (1)
insgesamt	83,2 (163)	16,8 (33)	100,0 (196)

Tab. 140: Anzahl der genannten Betreuungsarten im Schulalter
Angaben in Prozent und absolut (TNZ = 524, Pearson's R = .13, p < .05, *)

Printed in the United States
By Bookmasters